国家基本药物制度理论·实践与展望

张海涛 著

东南大学出版社
SOUTHEAST UNIVERSITY PRESS
南京

内容提要

　　健康是促进人的全面发展的必然要求，是经济社会发展的基础条件。人民健康是国家富强、民族昌盛的重要标志，也是全国各族人民的共同愿望。习近平总书记特别指出，"现代化最重要的指标还是人民健康，这是人民幸福生活的基础。把这件事抓牢，人民至上、生命至上应该是全党全社会必须牢牢树立的一个理念"。党和国家把保障人民健康放在优先发展的战略位置，不断完善人民健康促进政策。而解决人民基本用药问题、满足人民基本用药需求，则是推动落实"健康中国"战略规划和实现"人人享有基本医疗卫生服务、提高全民健康水平"战略目标的重要内容和关键步骤。国家就"基本药物制度"发布了一系列政策文件，通过优化顶层设计、提升制度效能和执行效力，规范基本药物市场，约束医疗机构行为，满足人民基本用药需求，成为新时代巩固完善国家基本药物制度、满足人民日益增长的美好生活需要的题中之义。本书从协调机制、监督机制和激励机制三个维度入手，系统阐述了我国基本药物制度建构的问题取向，探讨了基本药物制度建构的方向和重点。基于理论的进路分析对基本药物制度的路径取向展开探讨，借鉴卫生正义理论、利益相关者理论和制度变迁理论，分别阐析了基本药物制度建构与完善的多元化路径、切入路径与系统性路径，确立了制度建构的模式选择和切入视角。探讨了完善国家基本药物制度、健全我国药品供应保障体系的策略路径。持续完善我国基本药物制度，维护和增进国民健康，做到美好愿望与现实要求的高度统一，是国家和人民的共同期盼。

图书在版编目(CIP)数据

　　国家基本药物制度理论·实践与展望 / 张海涛著.
— 南京：东南大学出版社，2023.12
　　ISBN 978-7-5766-1166-3

　　Ⅰ.①国… Ⅱ.①张… Ⅲ.①药品管理-研究-中国
Ⅳ.①R954

中国国家版本馆 CIP 数据核字(2023)第 250739 号

国家基本药物制度理论·实践与展望

Guojia Jiben Yaowu Zhidu Lilun·Shijian yu Zhanwang

著　　者：张海涛
责任编辑：戴　丽
责任校对：子雪莲
封面设计：毕　真
责任印制：周荣虎
出版发行：东南大学出版社
出版 人：白云飞
社　　址：南京市四牌楼 2 号　　（邮编：210096　电话：025-83793330）
网　　址：http://www.seupress.com
电子邮箱：press@seupress.com
经　　销：全国各地新华书店
印　　刷：广东虎彩云印刷有限公司
排　　版：南京布克文化发展有限公司
开　　本：700mm×1000mm　1/16
印　　张：11.75
字　　数：260 千字
版　　次：2023 年 12 月第 1 版
印　　次：2023 年 12 月第 1 次印刷
书　　号：ISBN 978-7-5766-1166-3
定　　价：65.00 元

目录

第一章　导论

第一节　研究背景与研究意义

一、研究背景

民体康健,国运昌隆。国民健康权利的保障直接关系着一个国家和民族的未来,决定着党的以人为本的根本宗旨和执政为民的施政纲领能否落到实处。因而,也相应成为党和政府治国理政的永恒主题。进入新世纪以来,党和政府一直致力于深化医疗卫生体制改革,其中药品保障建设作为"全方位、全周期保障人民健康"[①]的重要基础,是始终如一地改革和建设医疗卫生体系的重点和关键。而作为药品保障工作的有力抓手,国家基本药物目录的完善和健全工作近年来更是被反复强调,这既统括在我国"健康中国"战略规划的宏观视野和具体要求之中,又体现于我国近年来"以医药改革为抓手推动健康事业发展"的思路创见、制度创设和政策创制过程中。

（一）基于"健康中国"战略规划的分析视域

从广泛的和一般的意义上来说,作为一个具有坚实科学背景的"健康国家"战略,最先由世界卫生组织提出,是基于公共卫生、流行病学、临床医学、卫生经

---

① 习近平:把人民健康放在优先发展战略地位[EB/OL]. (2016-08-20)[2020-09-21]. http://www. xinhuanet. com/politics/2016-08-20/c_1119425802. htm.

济和卫生政策等学科，针对居民健康问题的广泛研究①。它是与各种社会政策有关的横向（跨部门和基于学科的）发展战略，即一个有机地结合影响健康的因素及其相关政策的发展计划，并相应制定一系列配套的具体措施和评估指标②。因此，可以说，"健康国家"的发展战略应具有"全方位性""全面性""前瞻性"和"价值主导性"③。当然，世界卫生组织提出的"健康国家"战略仅是作为一种价值原则或行动框架，不同国家只有根据各自差异制定适当的战略计划，才能真正将其落实到具体的健康事业发展过程中。从国际视野来看，美国、日本、加拿大等国家对卫生的长远发展战略进行了系统研究，制定并实施了自己的国家卫生战略，也相应积累了"预防为主"（统筹疾病预防、健康促进和保健保护）、"政府主导"与社会各界广泛参与以及"循序渐进、分步实施"等实践经验④。虽然这些经验不乏先进之处且颇有启示和借鉴意义，但由于客观环境和基础条件的差异，不同国家仍须根据自身情况而制定相适应的国家健康战略。

正因为如此，党的十八大以来，以习近平同志为核心的党中央把维护全民健康作为全面建设小康社会的长远发展目标。从"五位一体"总体布局和"四个全面"的战略布局出发，提出了"促进健康中国发展"的宏伟蓝图，并作出相应的决策部署。在2016年8月举办的全国卫生与健康大会上，习近平进一步提出"把人民健康放在优先发展战略地位"，首次提出了坚持走中国特色卫生与健康发展道路，首次部署"将健康融入所有政策"，增加了卫生和健康工作的力度和广度，这是发展目标的突破口。可以说，健康中国战略规划的提出与推动落实，标志着推动健康建设事业成为党和国家的战略性行为，这是中国卫生健康事业发展的重要里程碑，对实现"两个一百年"的目标具有重大的现实意义和深远的历史意义。

健康中国战略规划的提出是基于我国居民健康水平逐步提高、医疗卫生体

---

① 王小万，代涛，朱坤."健康国家"战略发展的过程与国际经验[J].医学与哲学（人文社会医学版），2008，29(11)：1-3.

② 参见 Ståhl T，Wismar M，Ollila E，et al. Health in all policies：prospects and potentials[R]. Finland：Health Department，Ministry of Social Affairs and Health，2006. Romanow R J. Building on values：the future of health care in Canada：final report[R]. Canada，Ottawa：Commission on the Future of Health Care，2002.

③ 参见 Jamison D T. Disease control priorities in developing countries[M]. 2nd ed. Washington，DC：World Bank and Oxford University Press，2006：265 - 295. Shalala D E. Healthy people 2010：understanding and improving health [R]. Washington，DC：U. S. Department of Health and Human Services，2000.

④ 李滔，王秀峰.健康中国的内涵与实现路径[J].卫生经济研究，2016(1)：4-10.

系逐步完善的宏观条件①。我国居民的身体健康仍然面临严峻形势,我们仍然需要深化推进医疗卫生体制改革。特别是我国目前面临人口老龄化带来的巨大挑战,老年人口数量的增加带来了更多、更为复杂的慢性病,多病共存、多重用药比例高,从而对国家基本药物事业发展提出了新的、更高的要求。可以说,健康中国战略规划不仅是深化医疗改革、促进卫生健康事业协调发展的内在要求,也是适应全球卫生健康治理变化、更好履行国际责任的必然要求,更是党和政府以坚持为人民服务的原则和宗旨、以解决人民日益增长的美好生活需要和不平衡不充分的发展之间的矛盾为核心要务的典型体现。推进"健康中国"战略规划,是一个涵括医药、卫生、健康等多个领域、多重层面的社会系统工程,需要多方面多层次协调并进,不断深化医药卫生体制改革,提高基层医疗服务能力和质量,防治重大疾病,不断提高医疗服务质量和安全水平。深入实施健康扶贫工程,传承发展中医药事业,大力发展健康产业,充分调动医务人员积极性、主动性以及统筹提高卫生健康治理能力等重点议题。

(二)以基本药物制度的实然现状为研究切入点

2016 年 8 月,在全国卫生与健康大会上,习近平总书记强调"当前,医药卫生体制改革已进入深水区,到了啃硬骨头的攻坚期"②"要坚持基本医疗卫生事业的公益性,不断完善制度、扩展服务、提高质量,让广大人民群众享有公平可及、系统连续的预防、治疗、康复、健康促进等健康服务"③。随后,2016 年 10 月 25 日,中共中央、国务院印发《"健康中国 2030"规划纲要》,明确提出要巩固完善国家基本药物制度,推进特殊人群基本药物保障,完善现有免费治疗药品政策,加大艾滋病防治等特殊药品免费供应,建立以基本药物为重点的综合临床评估体系④。随后,为贯彻落实全国卫生与健康大会精神、落实"十三五"深化医药卫生体制改革规划,2017 年 5 月 5 日,国务院办公厅印发了《深化医药卫生体制改革 2017 年重点工作任务》(国办发〔2017〕37 号),明确将开展基本药物目录评估、制定优先使用国家基本药物的激励政策等措施纳入该年度的医改重点工

---

① 七常委出席,习近平发表重要讲话,谈卫生健康大计![EB/OL].(2016-08-21)[2018-02-03].http://news.cnr.cn/native/gd/20160821/t20160821_523045002.shtml.

② 习近平在全国卫生与健康大会上强调 把人民健康放在优先发展战略地位 努力全方位全周期保障人民健康[J].中国食品药品监管,2016(8):8-10.

③ 把人民健康放在优先发展战略地位:全国卫生与健康大会概要[J].世界科学技术(中医药现代化),2016,18(8):1-3.

④ 中共中央、国务院印发《"健康中国 2030"规划纲要》[N].人民日报,2016-10-26(1).

作任务①。2017年底，第十二届全国人民代表大会常务委员会第三十一次会议上首次提请了《中华人民共和国基本医疗卫生与健康促进法（草案）》，并于2019年12月28日由第十三届全国人民代表大会常务委员会第十五次会议审议通过，自2020年6月1日起施行。该法特别提出基本药物全部纳入基本医疗保险药品报销目录，实行最优惠的报销政策，确保基本药物公平可及、合理使用。2018年初，中央全面深化改革领导小组第二次会议再次将"提高药品供应保障能力，更好保障广大人民群众用药需求"作为全面深化改革的突破点②。随后，2018年两会重新调整了国家基本药物制度的职责归属，将其全权归入国家卫生健康委员会职责范围。2018年9月13日，国务院办公厅发布《国务院办公厅关于完善国家基本药物制度的意见》（国办发〔2018〕88号），强化了基本药物"突出基本、防治必需、保障供应、优先使用、保证质量、降低负担"的功能定位，并提出开展以基本药物为重点的药品临床综合评价，指导临床安全合理用药③。国家高层领导与顶层设计部门对基本药物制度建设工作的反复强调，一方面凸显出基本药物制度在维系国计民生、彰显"以人为本"执政理念中的关键作用，另一方面也间接体现出基本药物制度尚存在诸多缺陷与不足，仍然不能满足人民日益增长的医疗卫生和基本药物需求。2009年8月18日国家发改委、卫生部等9部委联合发布了《关于建立国家基本药物制度的实施意见》以来，基本药物制度在不断保障国民的用药需求、不断减轻患者经济负担、不断促进药品合理使用等方面产生了一系列积极的影响④。然而，随着社会经济快速发展和人民生活水平的快速提升，人民用药需求与日俱增，药品供应环境不断变化，药品供应与人民用药需求之间的矛盾愈发凸显，基本药物制度的发展进入瓶颈期。这不但威胁到"健康中国"的持续推进，更严重损害了人民的基本健康权益。二十大报告提出"推进健康中国建设""深化医药卫生体制改革，促进医保、医疗、医药协同发展和治理"。

　　综合考量我国基本药物制度的应然功能与实然现状，其凸显出的问题与矛盾主要存在于以下三个领域：

---

　　① 国务院办公厅关于印发深化医药卫生体制改革2017年重点工作任务的通知[EB/OL].（2017-05-05）[2020-12-03]. http://www.gov.cn/zhengce/content/2017-05/05/content_5191213.htm.

　　② 习近平主持召开中央全面深化改革领导小组第二次会议[EB/OL].（2018-01-23）[2020-12-03]. http://www.chinanews.com/gn/2018/01-23/8431400.shtml.

　　③ 国务院办公厅关于完善国家基本药物制度的意见[EB/OL].（2018-09-13）[2020-12-03]. http://www.gov.cn/gongbao/content/2018/content_5326354.htm.

　　④ 李喆,胡贝贝,李梦.基本药物制度在基层医疗机构的实践[J].中国社区医师,2017,19(32):16+18.

（1）药品供应领域

随着我国进入中等收入国家行列，与人民物质生活水平日趋提高和工作生活环境深刻变化相伴随的是人口老龄化进程的加快、医疗保障制度的全面推进、广大人民医疗保健需求的快速增长和医疗服务市场容量的迅速扩大。然而，我国基本药物的生产供应却未能同步跟进，由此激发了药品供应领域的一系列的问题和矛盾。这些问题和矛盾，一方面表现为供应总量不足下的药品短缺现象，如 2010 年出现的红霉素注射剂短缺、2011 年出现的硫酸鱼精蛋白注射液短缺、2015 年的放线菌素 D 短缺以及 2017 年的国产巯嘌呤片短缺等[①]。有关调查显示，中国的低价药品正面临着每年消失十几种的局面。另一方面则表现为供应结构失衡下的药品供给不公平现象。由于我国社会发展不平衡，区域经济发展水平差异较大，卫生资源配置失衡长期存在。贫困偏远地区医疗服务和药物可获得性往往较差，基本药物配送不及时、供应短缺等情况时有发生。尽管随着社会经济发展以及社会保障制度的完善，我国贫困人口相对数量下降，但其绝对数量仍不容小觑。现在及今后很长一段时期内，仍将有相当数量的贫困、偏远地区人群以质量可靠、经济性高的基本药物为主。因此，我国基本药物制度需要进一步完善，保障药品供应稳定性和临床使用合理性，增加公众特别是弱势群体对基本药物的可及性。

（2）药品价格领域

为减轻居民的药品使用负担，避免因病致贫、因病返贫现象的发生，我国政府自 1996 年起就对药品价格进行管制。价格主管部门先后进行了 30 多次不同程度的药品降价，其中基本药物制度及其零差率政策的推进就是进一步减轻居民药品使用负担、解决昂贵医疗和难点医疗问题的有力措施。然而，当前药品价格领域仍然存在着诸多问题。例如，2009 年公立医院的药品费用占全部医药费用的百分之四十二，三分之二的门诊费用和二分之一的住院费用为药品费用，药品费用增长依然是医疗费用增长的重要原因。从根本上来说，这些问题的产生，一方面是由于药品市场缺乏有效监管而使市场价格混乱，在市场利益驱动下，一些出厂价格只有几块钱的药品，通过层层流通到了患者手中，价格是出厂价的数倍甚至十倍以上。例如，在低价药品价格放开后，湖北省在 2015 年的低价药价格明显上涨，医疗保险报销的药品、小市场药品和慢性药品上涨得

---

① 段传秀.廉价药消失的经济法学解析［D］.北京:中国政法大学,2021.

更快、抗生素、辅助用药涨幅也较大，其中绝大多数药品为基本药物①。另一方面，则是由于报销机制缺陷引发的药品负担过重。除了药物本身的价格之外，居民药物费用的负担与医疗保险的报销密切相关。目前，人们对医疗费用所致的压力感受仍然非常明显和强烈②。这些易导致矛盾的发生，也有违公平。

（3）药品使用领域

据统计，中国 60%～80% 的听力障碍人群是由链霉素、卡那霉素和庆大霉素滥用引起的③。调查显示，全国每年至少有 250 万人因不合理使用药品而住院，并有多达 20 万人死亡。像环丙沙星和诺氟沙星这类家庭常用药，每年由于不当使用引起的过敏性紫癜事件不计其数④。1989 年，世界卫生组织与合理用药国际网络合作，正式提出实施基本药物制度是促进合理用药的主要措施的观点。毫无疑问，解决临床用药领域合理用药问题是基本药物制度中重要的内容。保障人民的用药质量、提高人民的合理用药水平是现阶段基本药物制度在药品使用领域的主要目标，这也是检验我国基本药物政策实施有效性的重要指标。然而，显而易见的是，当前基本药物在解决人民的不合理用药问题上还有很长的路要走。

自 2009 年重建基本药物制度以来，全国 31 个省（区、市）和新疆生产建设兵团实现了全部基层医疗卫生机构使用基本药物。二、三级医疗机构基本药物的优先使用工作也在有序推进，这些都为基本药物的供给、价格规范以及合理使用奠定了良好的基础。然而，应该看到的是，随着经济社会快速发展和生活水平的快速提升，人民用药需求与日俱增，药品供应环境不断变化，药品供应与人民用药需求之间的矛盾愈发凸显，基本药物制度的发展进入瓶颈期。因此，现实环境和客观问题要求我们正确界定基本药物制度的主要目标，准确定位应然目标与实然现状之间的落差，全面分析导致这些落差产生的内外阻滞因素。基于此，系统而有目的地探索建立基本药物制度的系统方法极具必要性。

在分析当前现状的基础上，认识到解决人民群众的用药需求问题，实现国家基本药物制度的目标是医药卫生体制改革的使命。随着医药卫生体制改革

---

① 张海涛.我国药价改革后低价药品价格变化趋势研究：基于湖北省 2013—2015 年的数据分析[J].价格理论与实践，2016(11)：77-80.

② 杨莉，肖永红，聂垚，等.抗菌药物不合理使用对住院费用的影响[J].北京大学学报(医学版)，2010，42(3)：279-283.

③ 杨佳泓.基于医联平台用药安全警示系统的评估研究[D].上海：复旦大学，2011.

④ 刘益灯，朱志东.我国药品不良反应监管机制问题及对策：以欧盟经验为借鉴[J].政治与法律，2016(9)：108-117.

的不断推进,国家基本药物制度的重要性不断提高,基本药物制度的创新和完善面临更大的动力和压力。与此同时,随着制度的纵深推进,制度运行机制与人民用药需求之间的矛盾逐渐凸显,顶层制度的实施存在很大的改善空间。准确界定基本药物制度的目标,针对性地解决当前人民的药品需求矛盾已成为医疗卫生体制改革的关键点和重头戏。因此,如何完善制度的精细化管理,理顺各方利益,保证卫生健康资源的合理配置,提高整体绩效并继续推进卫生健康治理体系和治理能力的现代化,都是需要紧急解决的问题。

二、研究意义

国家基本药物制度是国家政府利用税收和国民收入再分配功能,通过财政和政策上的支持,保障居民取得基本药品的一项国家药物政策。一方面,基本药物制度是全体居民公平享有的一项普惠性、福利性的政策服务,制度的运行关系到国家医疗卫生资源的公平分配;另一方面,推行基本药物制度是政府的一项基本职责,制度的推行效果是对政府执政能力和执政水平的检验。在这里,我们从理论意义、现实意义和实践意义三个维度,分别探讨完善我国基本药物制度在促进理论研究发展与创新、体现当前时代基本特征与要求、完善我国"健康中国"目标之实现路径上的研究努力与智识贡献。

(一)理论意义

基本药物制度本身既具备保障居民基本健康权益的特殊属性,又具备公共政策合法性、强制性、普遍性的明显特征,该系统的研究具有重要的理论研究价值。

首先,基本药物具有公共产品属性,存在外部性、信息不对称和市场失灵。因此,选题的研究关系到国家医疗卫生资源的公平分配,涉及如何处理政府与市场的关系、如何正确界定政府的职能范围和活动空间等问题。本研究反思基本药物制度制定和推行中存在的问题,基于卫生正义理论,探讨公共政策如何制定才能使基本药物更公平、更有效地发挥其作用,寻找有效途径实现医疗卫生资源的公平分配,有很高的理论研究价值。

其次,我国基本药物制度是医药卫生领域的一项公共政策。运用制度变迁理论对其进行研究,探讨了基本药物制度发展的历史沿革、演变规律,运用制度变迁理论的相关知识探索推进基本药物制度深层次改革的路径,深化了体制变迁理论在医疗卫生领域的应用。

最后,国家基本药物制度是涉及顶层设计、各级推行、实施、意见反馈、修改完善等一系列流程的完整体系,它涉及许多利益相关者,如政府、企业、医院和患者。本书选择利益相关者理论对制度进行剖析,基于当下的时代背景和政策背景,提出完善政策体系下的利益相容机制,在探索和完善国家基本药物制度的有效途径的同时,实现国家基本药物制度的理论创新。

（二）现实意义

国家基本药物有效供给是实现全民健康覆盖的重要支撑,国家基本药物制度是中国特色医药卫生体制改革发展的重要内涵。国家基本药物制度建设在保障药品供应、药品集中带量采购、仿制药一致性评价等方面都发挥了重要作用。近几年,基本药物制度从法律法规层面得到进一步深化。2019年12月通过的《中华人民共和国基本医疗卫生与健康促进法》以及2019年8月修订的《中华人民共和国药品管理法》都明确提出国家实施基本药物制度。基本药物制度作为一项公共政策,通过逐步建立和完善,对优化医疗资源配置、完善医疗保障体系、强化药品供应保障体系建设、促进医药卫生高质量发展、推动健康中国实施具有重大现实意义。

（三）实践意义

近年来,多项关于国家基本药物制度建设的政策陆续出台。"推进健康中国战略实施""优化调整国家基本药物目录""建设以基本药物为重点的国家药品临床综合评价体系"和"保障公民基本医疗卫生服务"等的政策导向体现着国家对基本药物的重视反映了国家基本药物制度完善演进过程。2018年,国务院办公厅印发《关于完善国家基本药物制度的意见》,强化基本药物"突出基本、防治必需、保障供应、优先使用、保证质量、降低负担"的功能定位。2019年,国务院办公厅印发《关于进一步做好短缺药品保供稳价工作的意见》,提升了基本药物制度在卫生治理体系和治理能力现代化中的作用,明确了各级医疗机构以基本药物为主导的临床用药范式。2020年,《关于加强医疗机构药事管理 促进合理用药的意见》印发,提出各地要加大力度促进基本药物优先配备使用,使其覆盖面更广,质量更有保障,供应更充分,促进改革协同创新更加有效。药品临床综合评价作为基本药物制度综合试点的一个重要环节,以基本药物和儿童、重大慢性病患者等特殊人群用药为重点,以药品临床实际价值为导向,以大数据为分析评价基础,建立综合性评价工作规范,科学、准确、客观地指导综合评价实施及结果转化。目的在于通过评价结果的应用和循证决策机制的建立,更好地推动基本药物目录遴选和常态化动态调整工作;通过真实世界数据的反馈,监测基本药物的可及性和可负担性,推动落实基本药物全面配备、优先使用,提高有效供给能力,完善采购供应配送机制;通过资金保障模式的分析,从经济性、适宜性等多维度评价基本药物保障水平,推动全民医保公平性;实现以疾病谱为导向的目录遴选。将目录遴选标准与决策方法、工具相结合,提高遴选的客观性、科学性、透明度和社会认同度。不断完善我国的药品政策,为国家基本药物制度的实践可持续发展提供保障。

第二节　国内外研究现状述评

基本药物制度是世界卫生组织提出的解决世界贫困地区基本药物问题的福利药物政策。自提出之日起,大量国内外学者对此进行了研究。基本药物概念于 1979 年被引入中国,距今已有 40 多年的历史。作为国家药物政策的支柱,国家基本药物制度的研究成果众多。为充分借鉴前人的工作成果,发现基本药物研究领域存在的不足,笔者分别对基本药物的政策性成果和研究性成果进行梳理。本节中系统梳理了现有关于基本药物制度的研究,从基本药物和基本药物制度的性质,到建立基本药物制度的必要性以及国内外基本药物制度的实施现状,进而厘析了基本药物制度实施中存在的问题和缺陷。这些研究从不同视角和层次为建立我国基本药物制度研究框架和制度分析奠定了基础。

一、基本属性及其必要性研究

(一)基本药物的基本属性研究

国家保障政策的特有属性赋予基本药物不同于一般药物三个明显特征:一是公共政策的合法性;二是公共政策的普遍性;三是公共政策的强制性[①]。同时,基本药物及基本药物制度的性质决定了产品或服务的提供过程中政府与市场的关系,涉及政府职能范围和活动空间的界定。因此,近年来在讨论国家基本药物制度改革时,许多学者研究了基本药物和基本药物制度的性质。

---

① Gerald M C. National drug policy and rational drug use: a model curriculum for developing countries[J]. Journal of Clinical Epidemiology,1991,45(S2):95-99.

1. 私人产品属性

根据世界卫生组织的定义，基本药物是从所有药物中选出的一类特殊产品，对于大多数人群的健康具有更重要的意义[①]。但实质上，基本药物仍然是药物，是医疗卫生服务中不可缺少的投入[②]。著名经济学家约瑟夫[③]认为医疗服务应该被归类为私人产品。卫生经济学家福兰德[④]也认为"提供给一个人的健康服务不能同时被他人使用，没有支付的人不符合获得医疗保健的资格"。从福兰德的角度来看，公共产品理论并不能解释政府提供基本药物的性质。中国社会科学院的医改课题组[⑤]也同样认为基本药物应当属于具有"社会公益性质的私人产品"。

2. 准公共产品属性

在基本药物性质的分析研究中，尽管有不少学者坚持基本药物的"私人产品"属性，但基本药物的"非私人产品属性"依然是主流学派。其生产一是增加偏远地区基本药物的供应，二是提高低收入人群对药品的承受能力，三是促进药品的合理使用。基本药物制度的建立对维护健康公平、提高资源分配效率、促进社会福利具有重要意义，是公平与效率的统一[⑥]。

李洪超[⑦]认为，基本医疗卫生产品可分为三类，即公共卫生服务、基本医疗保障服务和基本医疗服务。其中，公共卫生服务纯属公共产品，基本医疗服务和基本医疗保障服务是准公共产品。基本药物制度作为福利公共体系应属于基本医疗服务范畴，自然具备准公共产品的特性。陈文辉[⑧]也很早就提出，由于医药卫生服务领域具备供方垄断、需求价格弹性低、信息不对称、第三方付费等

---

① World Health Organization. The selection of essential drugs：report of a WHO expert committee[R]. World Health Organization. Geneva，1977.

② Gerald M C. National drug policy and rational drug use：a model curriculum for developing countries[J]. Journal of Clinical Epidemiology，1991，45（S2）：95-99.

③ 约瑟夫·E. 斯蒂格利茨，卡尔·E. 沃尔什. 经济学[M]. 黄险峰，译. 3版. 北京：中国人民大学出版社，2005.

④ Folland S，Goodman A C，Stano M. The economics of health and health care[M]. 8th ed. New York：Routledge，2017.

⑤ 中国社会科学院医改课题组. 医疗卫生服务：具有社会公益性的私人产品[J]. 中国医院院长，2008（23）：49-55.

⑥ 姜攀. 百色市 2011 年基本药物不良反应报告分析[J]. 中国医院药学杂志，2013，33（2）：160-163.

⑦ 李洪超. 基本药物和基本药物制度的公共产品性质分析[J]. 中国药物经济学，2009（4）：29-34.

⑧ 陈文辉. 论医疗卫生的公共产品特性及其实现形式[J]. 宁波大学学报（理工版），2007（2）：268-273.

特殊属性,因此理应列入准公共产品的范畴。

基于上述讨论,无论基本药物是属于准公共产品还是属于社会公益性质的私人产品,其都不是完全意义上的公共产品。因此,从产品和服务的私人产品属性来看,通过市场竞争可以完全促进基本药物的生产和基本医疗服务的提供。这也是本书开展后续研究的主要思想。

(二)基本药物制度的必要性研究

同世界卫生组织推行基本药物的目标相一致,我国国家基本药物制度的建立是为了让更多的人能够获得可负担、高质量的药品。自世界卫生组织于1975年首次提出基本药物概念以来,全球已有170多个国家和地区根据国情制定了符合其需要的基本药物制度,在保证药品及时供应、促进药品合理使用方面发挥了重要的作用[1]。

基本药物的概念于1979年被引入我国,至今已有40多年历史。自引入基本药物制度以来,该制度已置于初级卫生保健系统的框架之下。国家基本药物制度的建立在提高人民用药权益、转变"以药补医"机制、促进医药领域的结构性改革等方面都发挥了相当积极的作用[2],该制度是医疗卫生体系的四大支柱之一,也是建立健全基层医疗卫生体系的重要工具[3]。

然而,尽管基本药物制度建立以来我国的药品供应水平有了很大程度的提高,我国居民的药品供应保障水平和人民的现实需求间仍存在很大矛盾。2020年,我国新发的癌症患者就已达到457万人,因癌症死亡患者达300万人[4]。目前,药物治疗仍然是大多数慢性疾病和重大疾病的最重要的治疗手段。

基本药物制度的目标是提高患者用药的可获得性、可负担性,以及减轻疾病治疗对人们造成的经济负担,对于保障人民健康、提升人民幸福感具有重要

---

① 杨璐鹭. 新疆农村基层医疗卫生机构实施国家基本药物制度的现状分析研究[D]. 乌鲁木齐:新疆医科大学,2010.

② 黄鑫淼,刘继文,李静,等. 国家基本药物制度在新疆的实践及效果评价[J]. 新疆医学,2013(12):107-112.

③ Yang L, Cui Y, Guo S F, et al. Evaluation, in three provinces, of the introduction and impact of China's National Essential Medicines Scheme[J]. Bulletin of the World Health Organization,2013,91(3):184-194.

④ 世界卫生组织国际癌症研究机构(IARC)发布2020年全球最新癌症数据[EB/OL]. (2021-01-08)[2021-11-10]. https://www.sohu.com/a/443358070_120051436.

的现实作用①。基本药物制度的健全关乎医疗卫生事业的进步和医药产业的发展,在本轮新医改中具有重要地位。

二、实施现状与现存问题研究

(一)我国基本药物制度的实施现状研究

我国基本药物制度的重建始于 2009 年。2009 年 4 月,中共中央、国务院出台了《关于深化医药卫生体制改革的意见》,启动了新一轮医疗卫生体制改革。其中,建立国家基本药物制度是本轮医改的重点内容之一②。此次基本药物重建工作强调了基本药物的可及性问题,明确规定政府办基层医疗卫生机构应当全部配备国家基本药物,处方药也应从这些药物中开具。自基本药物重建工作正式启动以来,卫生部发布了一系列政策文件,有关部门出台了相应的国家基本药物定价、报销、采购、质量监督、基层医疗卫生机构补偿等配套文件。目前,全国 31 个省(区、市)均已经完成了所有公办基层医疗卫生机构使用基本药物的要求③,二、三级医疗机构优先使用基本药物也在有序推进④。

2011 年,国务院医改办对基本药物制度推行效果进行调查,调查结果显示,基层群众对基本药物政策普遍认同,基层药品销售价格明显低于政策实施前的水平,基层人群药品费用负担明显减轻⑤。随着基本药物制度的实施,药物使用量增加。2012 年,药品配送企业的基本药物年配送总额达到了 947 亿元,较上年度增长了 23%,基本药物的销售额占药品销售总额的 23%,在医药行业的销售比重达到了 8.48%⑥。此外,基本药物市场规模逐步扩大。国家基本药物制度实施后,药品加成被取消,零差率销售既降低了患者的医疗负担,又提高了药品的可获得性⑦。

同时,相关的改革措施也在稳步推进。基本药物制度的推行在减轻药品负

---

① 胡善联. 我国基本药物制度改革的进展与挑战[J]. 中国卫生政策研究,2012,5(7):1-5.

② 中共中央 国务院关于深化医药卫生体制改革的意见[EB/OL]. (2009-04-06)[2021-01-08]. http://www.gov.cn/jrzg/2009-04/06/content_1278721.htm.

③ 耿全胜.山东省潍坊市基本药物制度实施现状及对策研究[D].重庆:重庆医科大学,2012.

④ 曹政.医改年终专稿:基本药物制度改革向纵深推进[J].医院领导决策参考,2012(1):14-18.

⑤ 宗文红,叶强,李哲,等.上海市某区社区卫生服务中心的基本药物使用现状及问题研究[J].中国全科医学,2011(4):414-416.

⑥ 胡绪根.河南省基本药物配送模式研究及思考[D].郑州:郑州大学,2014.

⑦ 宋健,吴群红,高力军,等.国家基本药物制度对基层医疗机构合理用药影响分析[J].中国医院管理,2015,35(3):75-77.

担、提高药品供应保障以及促进合理用药水平方面取得显著成效①。浙江、福建等多个地区还探索推行了基本药物免费供应制度,针对高血压、糖尿病、重型精神病患者提供全额保障,使更多患者能够使用到廉价、安全、有效的药品②。随着二、三线医疗机构基本药物制度的推进,二、三线医疗机构使用的基本药物比例也明显增加。

(二)我国基本药物制度的现存问题研究

自 2009 年基本药物制度重建起到目前已经历了十多个春秋,在这期间,尽管基本药物制度不断提高药品可及性,不断缓解医疗负担,在药品供应领域发挥积极的作用,但这些成绩距离健康中国对药品供应保障体系的要求还相差甚远③。时至今日,我国尚未建立起以基本药物目录为核心的系统化、可持续的基本药物制度。各地推行状况参差不齐,实施效果存在很大改善空间,制度运行中仍不断暴露出新的问题和缺陷。许多学者从各个方面对基本药物制度中的运行问题展开了研究。

1. 基本药物的法治保障机制问题

米多、华启航等人④的研究指出,在基本药物制度的建设过程中,国家虽然出台了许多政策文件,但是,政策文件的约束性不够,关于基本药物制度的规定过于笼统,立法层面尚未体现党和国家的重视⑤。颜淑蓉⑥分析了基本药物制度立法的必要性和可行性,认为通过法律手段完善国家基本药物制度是实施卫生政策的内在需要。这也是药品管理法立法目的的内在要求。樊迪⑦对中国现行的基本药物政策规范进行了研究,提出应提高基本药物政策的法律地位,确保国家基本药物政策在药物的生产、流通和使用中发挥作用。目前,《中华人民共和国基本医疗卫生与健康促进法》虽已通过执行,但是基本药物制度的相关立法工作仍需进一步加强。

---

① 徐伟,殷丹妮.江苏省基本药物可负担性实证研究[J].上海医药,2012,33(3):43-47.

② 王力男,何江江,金春林.国家基本药物基层免费供应可行性分析:以上海市 65 岁以上老人为例[J].中国卫生经济,2015,34(12):98-101.

③ 李鑫.推行国家基本药物制度问题及对策研究[D].哈尔滨:黑龙江中医药大学,2014.

④ 米多,华启航,张莉娜,等.完善我国基本药物制度的法律分析[J].中国医院管理,2013,33(12):86-87.

⑤ 杨帅.我国基本药物制度实施问题研究[D].南京:南京中医药大学,2011.

⑥ 颜淑蓉.新医改视角下浙江省基本药物制度实施现状分析[C]//第三届世纪之星创新教育论坛论文集,2016:1224.

⑦ 樊迪.基本药物政策法律地位亟待提高[J].首都医药,2011,18(8):19-20.

2. 基本药物制度运行的协调机制问题

目前基本药物制度体系存在的协调机制问题是许多政策措施无法有效开展的根本原因。这些问题主要包括：首先，当前医药行业问题的复杂性干扰了基本药物制度本身的目标。刘军安[①]在基本药物制度研究中指出，我国基本药物制度的主要目标在于提高药品可及性、减轻药品负担性以及促进药品的合理使用，而面临存在诸多问题的医药行业，基本药物制度被强制赋予了规范基本药物生产流通秩序、促进行业健康发展等诸多任务，混淆了基本药物政策和医药行业规范政策的目标。其次，政府和市场的地位未明确界定影响交易过程的顺利进行。一方面，在基本药物的分配过程中，分配关系受到政府的强制干预，并且此程序复杂低效，严重影响了配送企业优胜劣汰的竞争机制和正常的交易关系。另一方面，政府部门对基本药物生产、采购的干预增加了政府人员的工作负担，干扰了正常的市场采购程序[②]。最后，基本药物的信息沟通和监督机制同样存在严重的协调问题。多项研究表明，基本药物生产企业中标后，药品停产、药品断货的情况时有发生，但由于缺乏有效的信息沟通机制，药品供应不足的问题难以及时反映，药品断供的真实原因难以判断，由此造成了供应短缺问题的加剧[③]。多地的药品网上采购系统缺乏患者用药信息的反馈，患者需求信息与药品供应信息处于分离状态，严重降低了供需双方信息沟通效率[④]。

3. 基本药物制度运行的激励机制问题

左根永[⑤]的研究发现，零差价政策实施前，基本药物供应链的利益分配是可控的，并且具有激励效应，药品生产企业主要通过制定批发价和零售价之间的价差来保证基本药物供给，药品配送企业通过代理销售、乡镇卫生院通过提供医疗服务来分配价差。实施零差价政策后，供应链利益分配的不确定性增加，市场激励失败。利润空间的分配取决于药品制造商和药物分销公司讨价还价的能力。由于零差率政策没有考虑到区域差异，因此没有动力去制定有利于实

---

① 刘军安,罗庆,刘欢,等.国家基本药物制度下的村卫生室处方费用及影响因素分析[J].中国卫生经济,2014,33(12):22-24.

② 常璐,马东平,王国文,等.基本药物供应中的政府责任研究:基于公共治理视角[J].中国卫生事业管理,2015,32(10):765-771.

③ 莫秀清,何丽春.对基本药物制度实施中存在问题的思考与建议[J].中国药房,2010,21(20):1845-1847.

④ 孔祥金,李贞玉.推行国家基本药物制度过程中的若干问题与对策[J].中国药房,2010,21(16):1456-1458.

⑤ 左根永.我国农村地区基本药物供应保障体系研究:制度设计、运行结果和交易费用[M].北京:经济科学出版社,2012.

现目标的具体措施,最终将影响基本药物的可获得性。

医疗机构医务人员在基本药物使用方面的激励机制存在多处缺陷。一方面,政府出台了一系列基本药物使用管理措施,对不合理使用药物和使用处方牟取私利的行为采取了限制措施和严厉处罚措施。然而,由于不合理用药行为难以专业判断,同时单一通过行政权力和惩罚警戒手段未能从根本上解决医疗机构不合理用药、基本药物使用积极性低等问题[①]。另一方面,政府试图引入了许多经济激励措施来规范卫生服务提供者不合理的用药行为,如颁布了《国务院办公厅关于建立健全基层医疗卫生机构补偿机制的意见》等,以通过绩效评估和经济激励措施,解除药品费用和医生的收入挂钩,并规范医生的用药行为。虽然各项政策的出台发挥了一定的积极效果,但很难从根本上改变医生不合理用药的趋利行为,当前的激励体系尚需要调整完善[②]。

第三节　核心概念梳理与界定

我国基本药物制度研究的首要问题是基本药物和国家基本药物制度等一系列相关概念的内涵和外延。值得指出的是,国家基本药物制度是党和政府在基本药物领域的制度安排,效力的体现和功能的发挥是通过规制性措施和配套性政策而得以实现的。因此,只有明确基本药物制度的概念内涵与政策取向,才能准确把握基本药物制度的目标和作用,才能够制定出科学可行和可操作的推进基本药物制度目标实现的路径和具体策略。

一、基本药物

基本药物制度起源于 1975 年第 28 届世界卫生大会上的一则报告。在第 28 届世界卫生大会上,世界卫生组织(World Health Organization,WHO)总干事回顾了世界各国或地区(尤其是经济欠发达国家或地区)所面临的主要药物问题。鉴于当时基本药物普遍短缺和医疗服务供应不足的现状,世界卫生组织为了满足人们基本医疗用药的需求,建议所有国家,特别是发展中国家制定基

---

① 王高玲.基于主要利益相关者视角的国家基本药物制度运行机制的研究[D].南京:南京中医药大学,2013.

② 颜淑蓉.新医改视角下浙江省基本药物制度实施现状分析[C]//第三届世纪之星创新教育论坛论文集,2016:1224.

本药物政策①。真正意义上的"基本药物"概念最早是在 1977 年由世界卫生组织在第 615 号技术报告中正式提出的，认为基本药物是指"对于满足大多数人的保健需求来说，最重要、最基本、必不可少的和不可或缺的药物"，意指"某些药品比其他药品更为重要的"基本理念②。

从基本药物内涵演变的角度来看，基本药物这一概念出现初期主要是针对欠发达国家或地区，指在医疗资源和国家治理能力有限的情况下着力以居民可承受的价格和成本来满足一定（或基本）程度上的医疗需求的基本药物。随着基本药物计划的不断推进和实践的不断推行，基本药物概念的内涵也具有了新的含义和目标：一方面，基本药物不断扩大服务范围，开始从欠发达国家或地区向发达国家或地区扩展；另一方面，基本药物的作用除了满足基本医疗药品的要求外，还逐渐与合理使用药物相结合。为促进全球基本药物制度的实施和覆盖，世界卫生组织和联合国儿童基金会于 1985 年举行了初级卫生保健会议，将基本药物纳入初级保健八大组成部分之一③。同年，世界卫生组织在内罗毕会议上扩大了基本药物的概念，强调不仅要致力于解决药品短缺问题，还应更加重视合理用药④。这一概念的引入意味着基本药物制度不仅专注于解决经济欠发达国家或地区的药品供应问题，还对发达国家或地区的合理用药政策体系产生深远影响⑤。目前，全球已有 160 多个国家或地区根据自身的实际情况，在所有可以上市的药品当中进行适当的遴选，编制出基本药物目录，制定了基本药物制度，致力于实现全民健康覆盖和人人获得安全、有效、优质和可负担的基本药物的目标。

中国政府从 1979 年开始参加 WHO 基本药物行动计划，成为最早接受该理念的国家之一。为了与我国的基本国情相适应，理论界和实证界也都对基本药物的概念内涵进行了探索。例如，孟锐认为，基本药物是政府为了让国家的公众获得基本的医疗保障并满足普通人群的用药需求，在全面控制医疗费用的同时，为减少药物浪费现象和不良药物使用习惯，在对临床用药进行科学评估

---

① World Health Organization. How to develop and implement a national drug policy[R]. 2nd ed. World Health Organization. Geneva，1999.

② World Health Organization. The selection if essential drugs：report of a WHO expert committee [R]. World Health Organization. Geneva，1977.

③ 王双彪. 完善国家基本药物制度研究进展[J]. 药学服务与研究，2013(3)：183-187.

④ 陶诚. 社区卫生服务机构实施基本药物制度现状调查及效果研究[D]. 青岛：青岛大学，2011.

⑤ WHO. How to investigate drug use in health facilities[R]. Department of Essential Drugs and Medicines Policy WHO/DAP/93. 1.

后遴选的具有一定特殊属性的药品①。2009 年,卫生部在《关于建立国家基本药物制度的实施意见》中将基本药物界定为满足人群基本医疗保健需求的药物②。胡善联则从另一种视角提出基本药物应该是人人均可获得。它的可及性被认为是一种基本的人权③。

综合考量研究成果,将"基本药物"解读为"适应基本医疗卫生需求、剂型适宜、价格合理,能够保证供应、公众可公平获得的药品,其主要特征是安全、必需、有效、价廉"。其中:"适应基本医疗卫生需求",是指优先满足群众的基本医疗卫生需求,避免贪新求贵;"剂型适宜",是指药品剂型易于生产保存,适合大多数患者临床使用;"价格合理",是指个人承受得起,国家负担得起,同时生产经营企业有合理的利润空间;"能够保障供应",是指生产和配送企业有足够的数量满足群众用药需求;"公众可公平获得",是指人人都有平等获得的权利。

二、基本药物制度

国家基本药物制度(National Essential Drugs System,NEDS)是围绕基本药物目录建立的国家药物供应保障体系。具体是指对基本药物目录制定、生产供应、合理使用、价格管理、支付报销、质量监管、监测评价等多个环节实施有效管理的制度,并与公共卫生、基本医疗服务、基本医疗保障体系相衔接,是国家药物政策的基础和核心,也是我国基本医疗卫生制度的重要组成部分。从其适用范围来看,是政府为满足公共卫生保健需求,确保人民群众的用药安全、有效、合理,通过合理使用有限的医疗卫生资源,构建出的基本药物综合管理体系。基本药物制度强调国家在政策制定、制度创设、政策实施、药物制度评估等方面的作用和功能,强调国家强制力在基本药物构建和运行的各环节的行为守则和执行措施的渗入,强调通过实施宏观指导、监督管理,确保公众基本药物需求,提高药品供应和负担能力。故而,国家基本药物制度可视为国家药物政策的支柱和药品供应保障体系的基础,也是积极倡导保障药品供应和促进理性用药的基本制度。

2009 年 8 月 18 日,国家发改委、卫生部等 9 部委发布了《关于建立国家基本药物制度的实施意见》,这标志着我国建立基本药物制度工作正式实施。

① 孟锐.国家基本药物政策实效弱化的后果分析与强化推行的对策探讨[J].中国药房,2006,17(8):564-567.

② 王晓曼.广东省基层医疗机构基本药物制度实施现状与成效研究[D].广州:广州中医药大学,2015.

③ 胡善联.基本药物政策的难点分析[J].中国卫生政策研究,2009,2(4):1-3.

2013 年 2 月 10 日,国务院发布《关于巩固完善基本药物制度和基层运行新机制的意见》,其中就巩固完善基本药物制度提出若干意见。2018 年 9 月 19 日,国务院发布《关于完善国家基本药物制度的意见》,就基本药物制度实施过程中存在的问题,对国家基本药物制度做进一步完善。基于一系列政策措施和要求,我国基本药物制度不断完善,现行体系已经形成了包括遴选、生产、流通、使用、定价、报销、监督等在内的完整体系。政府通过各种有形投入和无形投入建立基本药物制度,通过推行并维护制度运作,获得提高药物供应、可负担性和合理使用的制度产出。在这个制度体系下,政府的投入会根据制度的实施效果进行调整,制度的运行也会受到外界因素的影响。由此,当前的基本药物制度体系可以概括为包括反馈、投入、运行、产出在内的四位一体、相互协调、相互影响的复杂体系,如图 1 所示。

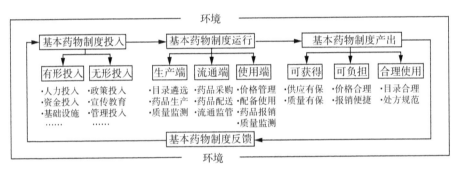

图 1　基本药物制度运行体系

　　基本药物制度体系结构主要是由制度投入、制度运行、制度输出和制度反馈四个关键环节组成的闭环。四个环节形成一个完整的制度运行链条,各个环节之间都彼此关联,同时也受到外部环境的影响。

　　投入是制度运作的前提。基本药物制度的政策投入总体看来可以分为有形投入和无形投入。有形投入是指实际的人力、财力和物力等资源投入,包括各级卫生行政部门建立制度所付出的人力、物力、财力,药品生产流通企业为保证生产供应所付出的人力、物力、财力,实施基本药物制度的医疗机构付出的人力、物力、财力等。无形投入是基本药物制度的宣传投入、教育投入和管理投入等。基本药物制度的宣传教育对于基本药物使用环节至关重要,在基本药物制度的推行过程中对基本药物的宣传教育及培训工作投入了大量成本。政策投入是指国家建立基本药物制度过程中研究出台的各项政策措施成本。管理投入是基本药物制度运行过程中,对制度运行各个环节进行的管理活动,例如政府对目录制定、招标采购的管理,医疗机构对药品配备、使用的管理等。

制度经过投入就进入正式运行阶段。基本药物的制度运行涉及基本药物目录的遴选、基本药物的生产、招标采购、配备、使用，以及制度监督等多个环节。总的来说，基本药物制度是一个由相互联系的系统链接组成的政策体系。每个环节的运行效果会影响其他环节，也直接决定基本药物制度的产出。

通过基本药物的初期投入和系统运作，获得相应的制度产出。我们从建立基本药物制度的目标出发进行研究，我国基本药物制度主要有以下几个目标：提高药品可及性、控制药品费用的不合理上涨、改善不合理用药现象等。因此，制度产出部分应该包含此三部分内容：①解决药品短缺问题——增加基本药物的可获得性，保障质量可靠药品的及时供应；②解决药价虚高问题——提高基本药物的可负担性，保障药品价格合理、基本药物报销机制便捷；③解决不合理用药问题——促进合理用药，提高合理用药水平，保障人民群众用药安全。

同时，基本药物制度不是封闭的制度，整个基本药物制度在运行过程中将受到外部环境的影响。如：随着 GDP 的上涨，基本药物政策的投入需要不断加大；仿制药品一致性评价的实施带来行业竞争模式的转变，对制度的整体运行造成难以预测的冲击；新技术、新产品的不断产生要求我们的管理机制、监管手段必须与时俱进。所有的这些要素共同作用促成了我们所看到的基本药物制度。

第四节　研究内容、研究方法与研究框架

一、研究的主要内容

通过规范性研究，梳理了基本药物制度的概念、特点和内涵，回顾了制度发展的历史沿革，从药品供应与用药需求的现实问题出发，分析现阶段人民药品需求与供应的主要矛盾，从中挖掘出影响制度有效运行的问题根源，建立理论框架，为探索和完善国家基本药物制度提供理论支持和指导。从实施基本药物制度的实际问题出发，研究境外国家基本药物制度实施的成功经验，世界各国或地区基本药物发展趋势以及国内各地区基本药物制度实施的探索经验，在此基础上构建出完善基本药物制度的可行路径。

（一）研究理论框架

主要基于卫生正义理论、利益相关者理论以及制度变迁理论三大理论展开

研究。健康公平是社会公平正义的基石，也是"公平公正"的重要组成部分，因此，选择卫生正义理论作为基本药物制度顶层设计的明确方向。在卫生正义理论的指导下，明晰了建立基本药物制度的目标，即为了让公众享有平等的药物使用权，使每一位公民能够平等可持续地享有廉价、可及、优质的药品。因此在制度设计时要消除不同地区、不同阶层存在的差异，使制度对所有受众来说起点相同、机会均等，尽量缩小可能带来的差异。基本药物制度覆盖范围广，涉及群体多，当前的药品供应问题很大程度上是由于各个利益群体基于自身利益的选择造成的，利益相关者的不当行为会严重阻碍基本药物制度目标的实现。因此，在基本药物制度建设中，有必要协调基层药物制度下的不同作用，明确基层药物制度框架下各角色的作用。通过对各方进行激励和约束，建立利益相容机制，使个体目标服务于整体目标，以提高基本药物制度的公平性、可及性和可负担性，最终使社会公众受益。在制度理论的指导下，我们分析了我国基本药物制度的演变，总结了我国的成功经验，为未来基本药物制度改进提供经验。同时基于制度与制度间的相互作用，在推行基本药物制度时要审视基本药物制度与医疗保障制度、药品采购机制、医务人员培训教育等的相互关系，促进制度之间产生"1＋1＞2"的协同效应。

（二）国家基本药物制度概述

只有了解了过去，才能更好地了解现实、明确目标，才能更好地把握方向。本研究分析了国家基本药物制度的概念、特点、内涵和作用，构建了我国基本药物制度体系。国家基本药物制度的发展过程大致可分为三个主要阶段：引入期、初始创建期和全面实施期。本研究通过对各阶段的制度背景、制度内容、制度特征进行梳理，总结出历史上各个时期基本药物制度的推行措施，以及促进制度推行的有益经验。基于基本药物制度建立的历史背景分析，确定健全完善国家基本药物制度的重要性。

（三）我国基本药物制度的目标与机制设计缺陷分析

新医改以来，基本药物制度的建设工作对人民健康和社会进步产生了一系列积极的影响。但人民用药需求与日俱增，药品供应环境不断变化，药品供应与人民用药需求方面存在的矛盾仍然非常突出。本书对基于现实问题的基本药物制度目标展开分析，首先归纳总结了存在于药品供应领域、药品价格领域及药品使用领域等三大领域的主要问题，即供应总量不足下的药品短缺与供应结构失衡下的公平漏洞、利益驱动下的药价攀升与报销机制缺陷下的负担过重、质量缺陷下的用药安全问题与不当处方下的用药失范问题。现阶段基本药物制度的主要目标是解决这些问题,即满足普通人群的疾病治疗和疾病预防的需要,同时优化卫生资源的分配,解决药品供应问题,提高基本药物的供应;促进药品价格合理回归,提高民众对基本药物的承受力,消除质量缺陷,建立仿制药品一致性评价体系,促进基本药物的合理使用。在明确了基本药物制度运行目标的基础上,研究进一步分析了理想与现实之间的差距,以及机制设计的内在缺陷。本研究认为:在制度的运行机制设计方面,多利益相关者之间缺乏利益相容机制,致使制度运行缺乏有效竞争;在制度运行的协调与监督方面,政府职责与市场职责的协调不明确、监督机制不健全,资金使用缺乏科学运作机制,使得制度运行缺乏效率;在制度运行激励机制方面,引导医务人员使用基本药物的激励机制尚不完善,医疗机构的补偿机制尚不健全,使得制度运行缺乏内在推动力,这是阻碍基本药物制度顺利推行的症结,也是对基本药物制度进行改革完善的关键点。

（四）基本药物制度国外经验及国内各地的实践探索

一方面,国际上很多国家基本药物制度已经相对成熟,积累了很多成功经验。同时,由于不同国家和地区经济发展水平和医药行业结构的差异,药物政策内容也各有特点。然而,随着基本药物制度的不断推进,国际上各个国家开始逐渐形成一些共同的趋势,这些成功做法和趋势都值得我们去认真思考。另一方面,国内基本药物制度已实施多年,地方政府也在实践中探索实施基本药物制度的一些有益经验。本书从基本药物供应保障、基本药物价格保障和基本药物合理使用等三方面探讨了基本药物的成功实施经验,有针对性地寻找完善基本药物制度的可行措施,为深入改革我国基本药物制度提供实践支撑。

（五）我国基本药物制度构建的应然取向分析

本书对我国基本药物制度的问题及其成因进行分析,借鉴国内外基本药物制度实践的可行经验,从条件取向和路径取向两个方面,论述建构和完善我国基本药物制度的方向和方法,从而为进一步的操作性路径的提出奠定基础和条件。首先,对基本药物制度目标实现的条件取向进行论证,包括国家政治承诺与政治力量供给、法律法规体系保障、社会经济基础的夯实以及必要的政策环境等多个方面,从外部为建构基本药物制度创设了可能性;随后,研究基于理论的进路分析对基本药物制度的路径取向展开探讨,借鉴卫生正义理论、利益相关者理论和制度变迁理论,分别阐析了基本药物制度建构与完善的多元化路径、切入路径与系统性路径,确立了制度建构的模式选择和切入视角。

（六）实现基本药物制度目标的路径与政策建议

基于理论指引与实践分析,本研究提出了实现基本药物制度目标的可行路径与政策建议。在基本药物供应领域,通过优化卫生健康资源结构配置、加强相关法律保障建设、完善对生产经营企业的补偿机制、制定基本药物生产和供应检测机制、建立仿制药品一致性评价体系、不断优化药品供应机制,建立基本药物供应分目标体系。在基本药物价格保障领域,通过净化流通环节、探索免费供应机制、完善报销机制、改善医务人员收入结构等措施优化药品价格机制。在基本药物使用领域,通过合理调整基本药物目录结构、加强药品安全使用指导管理、强化医务人员处方行为监督机制、加强药学教育以及药师培训制度、构建药物合理使用长效机制等措施,促进基本药物临床合理使用。

二、研究的主要方法

（一）文献研究与实地调研相结合

为充分把握基本药物制度推行现状,通过文献研究与实地调研方式相结合的研究方法展开基础资料的收集。一方面,收集中国知网、万方、PubMed 等国内外相关文献数据。对基本药物制度、卫生正义理论、利益相关者理论、制度变迁理论等方面的研究进行全面的文献整理,通过研读国内外基本药物制度以及其他相关医药政策的文献与资料,提供理论和实证支撑的内容。另一方面,为深入了解部分优秀试点的基本药物推行措施,把握一手数据,对文献中查阅到的基本药物推行效果显著的多个省份和地区进行实地走访调研。通过对当地医疗机构及社区居民进行走访调查,了解当地基本药物推行效果和具体措施,积累了丰富可靠的资料基础。

（二）理论分析与实证研究相结合

理论是指导实践的基础,本研究首先选取了卫生正义理论、利益相关者理论和制度变迁理论,在以往研究的基础上,进一步将理论知识整合到基本药物制度改革中,为研究符合中国国情的基本药物制度搭建理论框架,为深化基层医药体制改革提供理论支持。同时,为了充分论证本研究的观点,在分析中国基本药物供应保障体系存在的问题和国内外基本药物制度实施措施的基础上,列举了大量实例,包括国内各省(区、市)以及国际上的典型国家的基本药物推行经验,梳理和总结我国基本药物制度发展历史沿革中的有益经验,既有制度推行措施的横向对比,也有制度推行效果随时间发展的纵向对比。将理论分析与实践研究相结合,既重视理论探索,又重视实践研究。

(三)对比研究与案例分析相结合

以基本药物制度为研究对象,其中涉及制度随时间的推移、不同时期基本制度的发展,以及各个地区在进行基本药物推行探索时的比较分析。除此以外,还收集了世界各国推行基本药物制度的主流模式,通过对比各国制度特点,进行制度间的利弊分析。将获得的观点进行整理、归纳、提炼,采用对比分析的方法分析各方利弊,寻找适合我国国情的基本药物制度实施方法。其中,对基本药物制度推进的典型经验,多次采用案例分析法,以社会中存在的现实问题或成功经验作为案例,进行深入的研究和分析,明确地展示基本药物实施的现状,为正确定位基本药物制度、寻找改革发展方向提供支撑。

三、研究思路与结构

以解决人民基本用药问题、实现国家基本药物制度的目标为目的,通过“明确目标—分析目标—实现目标”的研究思路对国家基本药物制度进行研究,探讨实现制度目标、解决人民用药问题的体系路径。

从基本药物制度的内涵入手,阐述基本药物制度在药品供应保障体系中的地位和作用。首先理清基本药物制度作为一项公共制度在解决人民用药问题方面的职能与作用,接着从药品供应与用药需求的现实问题出发,分析现阶段人民群众药物需求与药品供应的主要矛盾,并针对问题确定基本药物制度的主要目标。

在明确了基本药物制度运行目标的基础上,本研究进一步分析了当前基本药物制度与现阶段人民所需的、能够解决药品需求问题的制度机制之间存在的差距,并以此作为基本药物制度创新与制度变革的着力点,寻找弥补这一差距的有效路径,从而解决药品供应与人民用药需求之间的矛盾,推进基本药物制度目标的实现,促进健康中国建设。

为保障国家基本药物制度目标实现的可行性与可操作性,本研究以卫生正义理论为价值导向,以建立利益相关者的利益相容机制为手段,基于制度变迁的路径，为实现国家基本药物目标提供理论指导。同时放眼国际社会，充分借鉴国内外基本药物制度推行的成功经验和有效措施，为基本药物目标实现提供路径和针对性的政策建议。图2为整体研究内容结构图，分成七个部分三大模块。

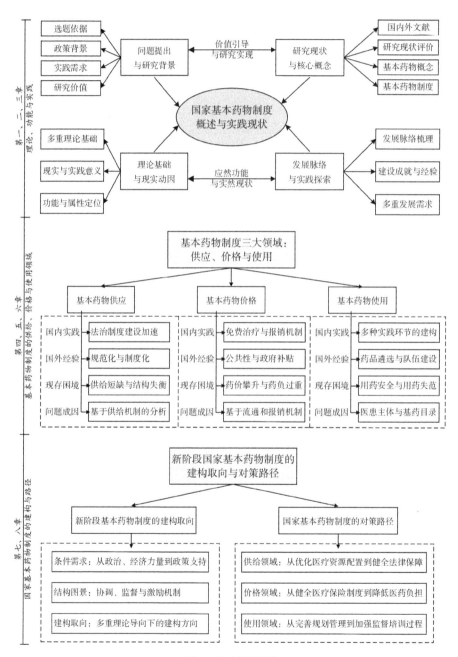

图 2　文章结构图

第二章　国家基本药物制度研究的理论基础与现实动因

第一节　国家基本药物制度研究的理论基础

国家基本药物制度是一项惠及全国十几亿人口的福利性政策,是建立在卫生正义理论指引下的社会进步和人类文明的结晶。该制度的完善与医疗卫生资源的公平分配有关,涉及多个利益群体的得与失。在基本药物制度改革的实践中,探索引导资源合理分配的有效措施、解决制度推行中的各种障碍、寻找制度完善的原则和路径都需要理论的指引,理论研究作为政策研究的灵魂,是指引基本药物制度顶层设计和发展方向的罗盘,其重要性不言而喻。

主要理论依据包括卫生正义理论、利益相关者理论和制度变迁理论,本章将分别对这些理论进行详细阐述与分析。

一、卫生正义理论与制度公平性研究

健康公平是社会公平正义的基石。当下,在构建"以人为本"的和谐社会中,我们对社会公平提出的要求是保证所有人能够公平公正地享有社会发展所带来的各项福利,健康中国建设也明确指出,要确保所有人都能公平享受基本医疗卫生服务。国家基本药物制度作为政府在保健领域的福利政策,应该保证每个公民都有平等机会获得基本药物,同时对弱势群体给予适当的资源倾斜。

基本药物制度建立之初便遵循着人人公平享有的原则,在后续的改革和发

展过程中,这一原则也在持续贯彻①。但当前,我国的医疗卫生领域仍然存在一些不公正的表现,例如卫生资源分配不均衡导致的产业结构问题,药品流通环节复杂、缺乏监管、药品短缺,药品使用环节中利益驱动导致医生临床不合理用药等。随着社会分工的明确,各领域、各阶层都迫切需要卫生服务公平性的实现。本研究从卫生正义视角来考量基本药物制度的公平性问题,为指引基本药物更好地发挥医疗卫生服务的公平作用提供理论依据。

首先,卫生正义应当做到利益与负担的合理分配。早在原始社会,人们就提出了平均主义,认为正义即是人人平均享有一切社会财富,消除差异,在物质分配、生活条件、社会地位和政治待遇方面绝对平等。这种观念在原始社会曾是最具道德感召力的,也是当时社会公认的最高的社会准则②。罗尔斯也认为"正义是社会制度的首要价值""所有基本的社会价值观(自由和机会,收入和财富,尊严等)必须平等分配,除非一个或所有价值的不平等分配符合每个人的利益"③。在他的著作《正义论》中,罗尔斯不仅强调社会制度必须保护公民的基本权利和自由,同时还指出对于社会合作中利益与负担的平等分配是建立合作的基础④。所以,只有合作计划的利益与成本被公平分配时,这些义务才存在。基于这一原则,现代的健康公平理念应该是在医疗资源分配与再分配中解决人们之间的社会和经济利益的不平等,通过补贴、税收和其他转移支付系统重新分配医疗和卫生资源,使公众获得基本医疗和保健服务的机会不会因身份、地位和收入等因素而有所不同,以捍卫公平正义。

"每个人都享有基本的医疗和保健服务"⑤的前提是满足社会正义和平等机会的政治制度。为了保障医疗卫生资源的合理分配,提高资源分配效率、节约成本,最大限度地保障公平,制度的发展应当以人人公平地享有基本医疗卫生服务为价值导向,将健康正义理论应用于基本药物制度;制度的完善要以让每一位社会成员,无论其工作收入、社会阶层、年龄、性别如何,都能公平获得基本药物为目标。

---

① 李倩. 巴利的公道正义观研究[D]. 长沙:湖南师范大学,2013.

② 曾宪玉,廉永杰. 关于平均主义与社会公正的研究[J]. 西安电子科技大学学报(社会科学版),2004(1):43-47.

③ [美]约翰·罗尔斯. 正义论[M]. 何怀宏,等译. 北京:中国社会科学出版社,1988:303.

④ Bossert T J. Can they get along without us? Sustainability of donor-supported health projects in Central America and Africa[J]. Social Science & Medicine,1990,30(9):1015-1023.

⑤ 赵红,王小合,应心,等. 基本医疗卫生服务均等化研究进展与路径选择[J]. 中国卫生政策研究,2011(11):29-36.

其次，合理的分配应当顾及弱势群体的利益。古希腊哲学家柏拉图认为，公平和正义是一种社会和谐，是个人和国家共同的慈善行为构建起来的[①]。医疗卫生资源的分配应当基于人生命权和健康权来考量。在生命和健康面前，人没有阶级、收入、区域之分，根据人人平等享有健康和自由的权利的原则，资源分配应在社会普遍接受的道德范围内分配。亚里士多德也认为一味强调等级之间的平均并非真正的公平，资源的分配应当照顾到弱势群体的利益。如果把平等和效率视为两个极端，那公平就是两者的有机结合。这种观点也为当前我国存在的医疗卫生资源分配的公平与效率问题提供了有益的思路。

群体间的公平问题还没有得到有效解决。新中国成立初期，我国开始引入基本药物制度，基本药物制度从无到有，再到逐渐建成覆盖城乡所有居民的药品保障制度，只是完成了制度公平性的第一阶段——制度的全覆盖。而我国医疗卫生资源的分配在区域之间、城乡之间存在着较大差异，在药品的获得性和医疗卫生服务的可及性方面无法体现公平正义原则。处于偏远地区的民众，由于医药产业结构不合理、流通领域环节复杂、监管缺位，基本药物的可及性低。而医疗资源丰富的地区在满足基本医疗卫生服务需求的基础上，还追求更高水平的医疗卫生服务[②]，甚至浪费了医疗资源，这使得不同地区之间以及城乡之间的健康差距日益扩大。

我国医疗卫生体制的改革突出强调了"保基本、强基层[③]"的概念，这就意味着医疗卫生资源的公平分配是一种兼顾人性与效率的公平分配，意味着基本药物的开发应该考虑到弱势群体的利益，体现公正的原则。因此，为确保社会中的弱势群体也能够公平享有获得基本药物的权利，基本药物制度改革必须把照顾弱势群体利益的原则纳入制度设计的理念。如为特殊群体建立免费药物目录、提高报销比例等。2017年2月，新版《国家基本医疗保险、工伤保险和生育保险药品目录》出台，将更多的基本药物从医保乙类目录调入了医保甲类目录，大大提高了基本药物的报销比例，此举也正符合顾及弱势群体、保障制度公平的原则[④]。

最后，公平结果需要公平的起点和公平的规则加以保障。为了能够让弱势

①　Smith W. A dictionary of Greek and Roman biography and mythology[D]. Michigan：University of Michigan，1867.

②　肖海翔. 政府卫生支出效率及其改进研究[D]. 长沙：湖南大学，2012.

③　李克强. 把保基本强基层建机制作为医改工作的重心[J]. 中国医疗保险，2010(6)：6.

④　王乔宇，赵志刚. 2017版《国家基本医疗保险、工伤保险和生育保险的药品目录》与旧版目录的对比及思考[J]. 药品评价，2017，14(20)：8-18，29.

群体也能获得享有利益的权利,同时又能让公平的方案有章可循,马克思提出了通过劳动将社会资产进行分配的观点。社会的劳动所得,除了要按平等的原则分配给社会所有成员外,还应当把自然界产生的那一部分财富扣留下来,作为社会公共基金来解决社会性公共问题,这些问题包括应对自然灾害、进行基础设施建设、帮助劳动力低下的人等,这才是真正地实现了平等分配①。在经济哲学中,人的一切财富都是通过生产创造的,所以财富的本质就在于人的劳动的存在,这也是马克思在分配问题上提出的基本原则——生产决定分配。马克思的公平分配理论揭示了公平起点、程序公平、结果公平的三个方面是有机联系和辩证统一的②。马克思认为公平的起点是社会正义的出发点,一旦起点不公便会引发一系列不公正问题,只有每个人都能得到充分发展,这个社会才是真正公平公正的社会。程序公平是体现在资源分配上,所有社会成员都被平等对待,相关规则对每个人都一视同仁。而结果公平的实现需要由起点公平和程序公平予以保障,因此,要实现公平的分配结果,就必须提前确保起点的公平和程序的公平。

社会公平是包括起点公平、程序公平、分配公平在内的规则统一体。尽管没有任何决策程序具有无可争议的公平性,对于哪种程序最为公平以及究竟何谓公平程序也存在着广泛的分歧,但是考虑到许多因素都会削弱它的影响,我们应该能够选择一个公平的分配程序,这个程序可以被普遍接受。即凡事都要有一定的规则,超越了规则就会严重破坏公平。为了使人人公平享有医疗卫生资源,要不断优化制度,完善体制框架,确保基本药物制度的公平性。

2017年2月,国务院办公厅新发布的《关于进一步改革完善药品生产流通使用政策的若干意见》提出完善药品流通领域的规则。通过整顿药品流通秩序、规范医疗和用药行为、改革调整利益驱动机制来保障人人公平享有健康权。保障资源分配的起点公平和规则公平是政府当前和今后都要重点关注的一项任务。

在基本药物制度的改革过程中,卫生正义理论遵循公民对健康权的要求,指引人们以大家均认为合理的原则分配每个人应得到的卫生服务,为解决我国当前医药卫生领域的产业结构不合理、流通领域不合规、医疗用药不合理问题

---

① 彭曼丽. 马克思生态思想发展轨迹研究[D]. 长沙:湖南大学,2014.

② Bossert T J. Can they get along without us? Sustainability of donor-supported health projects in Central America and Africa[J]. Social Science & Medicine, 1990,30(9):1015-1023.

提供了一条有益的思路。

二、利益相关者理论与制度效能研究

人类行为要远比经济学家的个人效用函数模型复杂。在许多情况下,人们不仅有财富最大化的追求,还有利他主义行为,这些不同的动机极大地影响了人们实际行为。在现实社会中,不同的群体有着各自的目标、利益获得方式,这些利益群体基于自身利益考虑选择的行为方式在很大程度上导致了当前的药品供应问题。例如,药品生产企业为了获得更高的利益选择生产高收益的药品,就可能导致基本药物出现短缺,医疗机构医生为获得更高的药品回扣开具大处方、乱开药,就可能导致患者用药负担过重、用药失宜等问题。这些群体是通过各自先存的心智构建来处理信息、辨识环境的。因此,本研究选取了利益相关者理论,研究了制度实施对各利益群体的利弊,为调整基本药物制度、促进目标实现提供了理论依据。

首先,利益相关者的行为会对制度推行效果产生重要影响。1977年,宾夕法尼亚的沃顿学院(Wharton School)首次开设"利益相关者管理"的课程,提出利益相关者是会对企业的发展产生至关重要的影响的群体,其重要程度不言而喻[1]。在基本药物制度的整个实施过程中,各阶段的利益相关者也占有举足轻重的地位。在医药流通领域,流通作为生产与消费的中间环节,是实现各类贸易实体利益的关键。由于中国医药产品的特殊采购和销售模式,医药产品的流通可以为大量隐性交易者提供生存空间。此外,医院与这些药品生产和分销公司之间还形成了相对稳定的利益分配格局,使得这样的利益链条得以长期存在[2]。但这种药品流通模式的存在严重阻碍了制度的顺利推行,也损害了患者的利益。究其根本,这种模式的长期存在最终归功于它能够满足一些利益相关者的需求。由此可见,只有在顾及利益相关者的利益的原则下调整基本药物的推行模式,使制度的推行能够不损害利益相关者的既得利益,才能最大限度地减小制度推行阻力。

其次,建立基本药物制度下的利益相容机制。在什么情况下合同可以自行实施,答案很简单,就是保障合同对各方都比较有利。换句话说,考虑到执

---

① 周勇,杨兰.利益相关者理论视阈(域)的钢铁企业社会责任[J].武汉冶金管理干部学院学报,2013(2):3-6.

② 国家发改委经济研究所课题组.深化中国药品流通体制改革的对策与建议[J].经济研究参考,2014(31):51-71.

行合同的高昂成本,履约合同的好处须超过成本。客观来讲,基本药物政策是一项福利性政策,而且不具排他性,任何一个群体都能从中获利。但只有这种利益的获取成本以及提供这种利益的方式能够被人们充分接受时,它才可以使所有群体参与合作,真正发挥福利政策的作用。即使是基本药物制度这样的福利性政策,如果它需要付出高昂的代价才能被提供,或者是以一种不必要甚至令人反感的方式才能被提供,那它的推行带来的可能不是福利而是负担。

基本药物制度是环环相扣的动态体系,制度在实施中的问题,即使是在某一环节存在的问题,最终也会影响制度运行的整体效果。国家基本药物制度推行的成效在很大程度上取决于制度推行过程中各利益相关者的支持程度以及他们之间的相互博弈结果。只有当各利益相关者在系统运行中的成本低于其获得的利益时,才能保证所有利益相关者基于个人理性的客观动机能带来集体合理性的客观结果。因此,基本药物制度的设计需要协调各种理性群体的不同利益诉求,建立制度下的利益相容体系,使个体目标服务于整体目标。激励和约束利益相关体的行为首先是重新界定政府、市场和社会之间的关系和功能界限[①]。

首先,在这个过程中,政府虽然起着关键作用,但并非支配作用,多元主体的自有利益和公共利益找到了交集。其次,是在多个实体之间建立平等的伙伴关系,并利用磋商、谈判和合作进行信息管理。管理的维度是双向的、制约的,而非单向的。最后,多个实体之间相互依存、积极互动、合作共赢,能够有效解决利益冲突问题。

激励或约束各利益相关者的行为本质上是利润分配问题。当前,要解决我国基本药物制度推行过程中的各种问题,就必须从各利益主体的角度出发,通过建立利益相容机制来调节。所谓的利益相容机制就是运用各种行政、经济、法律的手段来调节基本药物制度推行过程中各利益主体的关系,实现政府、企业、医疗机构、患者之间的利益相互协调,使利益获取与基本药物制度的推行方向一致。2016年,药品流通领域全面推行的"两票制"即是建立利益相容机制的典范。以往,药品出厂后从企业到患者要经历各级经销商的加价,不但使利益在流通环节被层层瓜分,而且导致了药价虚高问题的出现。随着药品流通"两票制"的推行,药品经营的中间环节被压缩,一些实力弱、规模小的经营企业会

---

① 王雯. 治理视域下医疗服务价格谈判机制研究[J]. 价格理论与实践,2017(3):74-77.

在竞争加剧的环境中淘汰，医药流通环境可以得到净化，为药品批发企业规模化、集团化发展提供了更为便利的条件和市场结构。而且，在增值税改革后，医药生产企业到医药流通企业开一次发票，医药流通企业到医疗机构开一次发票，只有两张增值税发票用于药品流通，大幅度降低了药品流通企业的税费，缓解了药品价格高企的问题。"两票制"的推行是基本药物制度推行中利用利益相关原理的良好示范，通过对非法利益获得者进行行为约束，同时考虑大多数利益相关者的正当利益，利用利益导向促进了基本药物制度的可持续推进。

三、制度变迁理论与制度可行性研究

制度构造决定了人们在政治、社会或经济领域的行为方式，而制度的变迁决定了人类历史中的社会演化方式。基本药物制度是一种保障国民健康权利的制度产品，它伴随着医药卫生体制的不断发展而逐渐健全，凭借着制度的力量发挥着国家、社会对药品供应体系的治理和协调职能。基本药物制度已在中国实施多年，但医药卫生体系中依然存在药价虚高、用药失宜，以及供应失衡等问题。因此，"十二五"规划将巩固和完善基本药物制度作为重点任务。成功的制度实践离不开理论的支持，为了做好制度的顶层设计，搭建符合需求的制度框架，推进基本药物制度深入实施，我们有必要将制度理论与当前实际相结合，探索符合国情的制度理论。

首先，制度的设计应随环境的变化做出调整。道格拉斯·C.诺思在其《制度、制度变迁与经济绩效》一书中提到，制度是一个社会的博弈规则，或者更规范一点儿说，它们是一些人为设计的、形塑人们互动关系的约束[1]。一种制度是否高效率，判断的主要标准是它是否能够为其控制下的人们提供激励来内化外部性。基本药物制度推行不畅，归根结底属于制度问题，制度在设计时出了问题，必定会导致制度执行中的各种障碍。

我国基本药物制度最初的推广是从基层开始的，当时制度的设计是"保基本、强基层"，以实现基本药物的全覆盖为目标。与制度建立之初相比，当前的制度环境发生了巨大的变化。如今，基层医疗机构基本实现基本药物全覆盖，随着健康中国的推进，要逐步实现分级诊疗，建立现代化的医院管理体系和更

---

[1]　道格拉斯·C.诺思.制度、制度变迁与经济绩效[M].杭行,译.上海:格致出版社,上海三联书店,上海人民出版社,2014.

高水平的城乡医疗卫生体系。因此,我国基本药物制度的定位也要随之发生一些变化。外部环境发生变化,而制度设计未能及时顺应变化,致使过去的基本药物制度无法满足外部环境的需求,随着矛盾的不断激化,一系列问题就逐渐显现。

为准确把握现实需求,精准定位问题根源,在制度设计前需要充分了解当前基本药物制度的推行环境。本研究将从现阶段基本药物制度存在的问题出发,发现潜在问题,挖掘根本原因,进而提出我国基本药物制度的优化路径。

其次,制度的变迁规律为基本药物制度的发展提供方向[①]。对制度变迁规律的研究是政治学的经典课题。早在 1995 年,美国政治学家查尔斯·林德布洛姆就提出制度变迁通常由组成规则、规范和体制框架实施的复杂结构的边际调整所组成。他认为制度变革过程中,决策者并非通过审视以往和现存的政策,确认各种社会目标,权衡各种利益偏好做出决策,由于时间、信息和成本等限制性因素的存在,决策者根本无法预测每种可选择方案的结果[②]。查尔斯·林德布洛姆正是在认识到理性决策模型不切实际的前提下提出了一种更为稳健的理论模型,即渐进模型,如图 3 所示。渐进模型认为制度变迁是渐进的和持续的。尽管社会中存在大量正式约束,可能使政治制度在一夕之间发生变化,但非正式约束却是强制性的政策所难以改变的。由于嵌入社会的非正式限制,任何成功的制度都不是一次设计建成的,符合需求的制度体系都离不开后期制度推行过程中的适时调试。从基本药物制度的演进轨迹来看,我们发现基本药物制度的建立也是一个不断完善的过程。2009 年,中国出台了《关于建立国家基本药物制度的实施意见》《国家基本药物目录管理办法(暂行)》和《国家基本药物目录》(2009 版),开启了基本药物制度的重建工作[③]。一年后,政府开办的 57％的医疗机构开始实施国家基本药物制度[④]。在此基础上,国家开始推行财政补偿政策、收入分配制度改革等综合配套措施。随后,为保障药品可负担,基层医疗机构全面取消了药品加成,基本药物价格有了显著下降,制度在不断调整中逐渐健全。2017 年 5 月,我国出台了《国家基本医疗保险、工伤保险和

① 曹欣,李梦华,安学娟,等. 国家基本药物制度的适应性效率浅析[J]. 医药导报,2015(6):839-843.

② Lindblom C E. The science of 'muddling through'[J]. A Reader in Planning Theory,1973,19(2):151-169.

③ 彭婧,江启成. 国家基本药物目录合理性分析[J]. 中国卫生事业管理,2011(1):38-39.

④ 冯娟娟,贾金妍,张竞超. 国家基本药物制度发展回顾与探讨:基于 2012 版《国家基本药物目录》[J]. 中国药房,2014(12):1057-1060.

生育保险药品目录》,将部分基本药物从医保乙类调入了医保甲类,基本药物制度的报销体系进一步健全。直至今日,制度的渐进式调整仍在进行。2021 年,《国家基本药物目录管理办法(修订草案)》发布,进一步巩固和调整了基本药物制度。渐进式的制度调整方式为国家基本药物制度不断变革、发展提供了理论依据①。

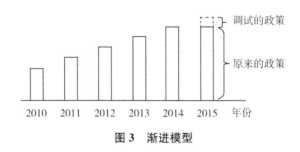

图 3　渐进模型

最后,制度变迁理论引导政府做好顶层规划。制度的健全虽然是一个日趋完善的过程,但二次变革或多次调整的行为无疑会增加制度推行的成本。而且,像“头痛医头,脚痛医脚”的局部性调整是在顶层设计不完善情况下的被迫之选。因此,一个未雨绸缪、提前规划的顶层设计是非常有必要的。在起步阶段就建立一个完善的制度是最理想的境界。为了更好地应对制度推行中的各种变化因素,保证制度更为稳健地运行,应该在对各种因素科学预测的基础上,提前做好制度的规划和设计。

基本药物制度的完善也需要合理的顶层设计来发挥指导作用。基本药物制度的设计包括系统本身的调整和与外部系统的协同作用。具体而言,为推动基本药物制度改革,一方面制度的顶层设计需要加强制度本身的改进,另一方面需要加强基本药物制度与医疗保障制度、药品供应制度等外部制度的协同。通过双管齐下的方式,进一步提升基本药物系统顶层设计的科学性和合理性。

图 4 为本研究的理论框架图,研究以卫生正义理论、利益相关者理论、制度变迁理论为理论支撑,搭建国家基本药物制度研究框架。首先,健康公平是社会公平正义的基石,是“起点公平”的重要内容。改善健康的公平性,保障卫生资源的公平分配是制度设计的原则,也是制度追求的目标。本研究以卫生正义理论为指引发现制度设计问题,为构建公平合理的药品供应制度指明方向。其

① 王乔宇,赵志刚. 2017 版《国家基本医疗保险、工伤保险和生育保险的药品目录》与旧版目录的对比及思考[J]. 药品评价,2017,14(20):8-18,29.

次,基本药物制度覆盖范围广,涉及群体多,当前的药品供应问题很大程度上是由于各个利益群体基于自身利益的选择造成的,利益相关者的不当行为会严重阻碍基本药物目标的实现,本研究在利益相关者理论的指引下发现制度设计中存在利益不相容的矛盾,指导建立基本药物制度下的利益兼容机制,提高制度效率。最后,为了提高机制设计的可行性,国家基本药物指导的设计应该从现阶段人们的实际需求出发,并根据制度运行中存在的实际问题进行调整,建立适合当下的基本药物体系。

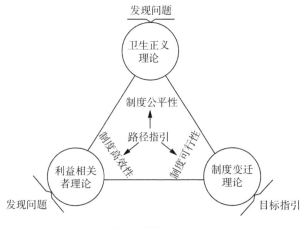

图 4　理论框架图

第二节　完善国家基本药物制度的现实动因

个人健康是立身之本,人民健康是立国之基。国家基本药物制度的健全和完善与人民用药安全、人民健康保障息息相关,在疾病预防、诊断、治疗、康复等环节发挥着不可或缺的作用。这与保障人民健康的基本要求,即人民群众在健康方面需要的药品供应保障、药品价格保障、药品使用保障相契合,与习近平总书记提出的"要把人民健康放在优先发展战略地位,努力全方位全周期保障人民健康,加快建立完善制度体系,保障公共卫生安全,加快形成有利于健康的生活方式、生产方式、经济社会发展模式和治理模式,实现健康和经济社会良性协调发展"的"健康中国"战略目标相契合,这体现出国家基本药物制度建设与完善的鲜明的现实意义。

一、完善基本药物制度的现实价值

首先,完善我国基本药物制度是健康中国建设的必然要求。健康中国建设是治理国家的全新理念。健康中国战略促进"人民健康"理念日益成熟。同时也意味着党和政府把健康优先理念融入各项政策之中。其中,医药卫生领域作为守护国民健康的最重要防线,其相关的政策发展理应围绕"健康中国"这一目标去努力。基本药物制度是公平优先的健康保障战略,符合我国建设健康中国的战略目标,符合现阶段国家的主要任务,符合党的执政理念和人民愿望。其以满足群众的健康需求为目标,以公共政策为着力点,肩负着保障全体人民药品公平可及的重任,是国家药物政策的支柱。

其次,完善我国基本药物制度是卫生正义价值的内在要求。目前,中国经济已进入快速转型时期。转型期发生的结构转型和机制转变,引发了人们生活方式、生产方式和心理结构的全面深刻变革。疾病谱和患病模式的转变,以及饮用水安全、环境安全、食品和药物安全、快速工业化、城市化、人口老龄化和生活方式的变化、职业安全等重大健康威胁因素使我国国民受到新发传染病和慢性非传染病的威胁,给国民健康带来了新的压力。目前,我国高血压患病人数已达 2.45 亿人[①],超过 1 亿人患有糖尿病,还有大量心脑血管疾病患者、慢性非阻塞性肺病患者。慢性病引起的年死亡比例达到88.5%,慢性病引起的疾病负担约占疾病总负担的 70%[②]。目前,药物治疗仍然是大多数慢性疾病和癌症最重要的治疗手段。基本药物制度的目标就是提高患者用药的可及性和可负担性,以减轻中国慢性病预防和癌症治疗等对人们造成的经济负担,其在维护人民健康和改善民生方面具有重要的现实作用。

然而,我国目前的基本药物制度并不完善,仍然存在一系列影响药品获得性、可负担性、安全性和有效性的问题。技术局限和研究开发不足使大多数重大和罕见疾病患者无药可医;企业垄断使部分药品价格攀升,原研药、专利药价格昂贵,使患者经济负担严重增加;药物不合理使用、滥开处方等现象严重影响了患者的用药安全。因此,在当前我国社会基本矛盾已经转变为"人民日益增长的美好生活需要和不平衡不充分的发展之间的矛盾"的时代背景下,人民能

---

① 国家心血管病中心.中国心血管健康与疾病报告 2019[J].心肺血管病杂志,2020,39(10):1157-1162.

② 中国居民营养与慢性病状况报告(2020 年)[J].营养学报,2020,42(6):521.

够充分、及时、合理、安全且以适当的价格获得基本药物可视为"人民美好生活"的基本需求之一。从这个意义上来说,基本药物制度的成效就是关涉医疗卫生权利之社会公正分配的关键课题,是卫生正义价值的内在要求。

最后,完善我国基本医疗制度是党和政府维护人民基本人权的必然路径。建设现代社会正义的充分理由或基本依据是人权,即人人都应具有的作为人的基本权利,例如拥有维持其生存所必需物品的权利①。国家必须确保财产分配到整个社会,以使每个人都有一定的物质手段②。这项基本权利是一种非感性、普遍和客观的公民权利。和其他权利不一样的是,它并不与义务相对称③。为此,姚大志明确提出,分配正义是指国家作为主体实行的分配④。无论是直接的市场分配方式还是间接的政府分配方式,都离不开政府,是政府不可推卸的责任。

不可否认,当前分配正义下的国家治理路径仍然存在诸多阻滞之处。例如,张晒⑤认为,在过渡时期,中国受到"国家自主性"流失的制约,严重影响了分配正义。为此,在确保强大的"财政汲取能力"的前提下,要重建转型中国的"国家自主性",以实现强大的"再分配能力"⑥。此外,也应根据适用情境不同而建构风险责任政府、参与型政府或专家-技术型政府,实现风险、收益与责任之间的统一⑦。

二、建设基本药物制度的实践意义

我国基本药物制度具有制度价值、制度规范、制度措施等不同属性,这些属性都在不同侧面和程度上体现了党和政府捍卫人民基本人权的施政取向。在制度价值方面,我国基本药物制度融合公正分配公共卫生服务的价值原则,是党以人为本的根本宗旨和政府执政为民的执政纲领在基本药物领域的具体体现。在制度规范方面,我国的基本药物制度是政府治理的制度安排。其将基本

---

① Gerald M C. National drug policy and rational drug use: a model curriculum for developing countries[J]. Journal of Clinical Epidemiology, 1991, 45(S2):95-99.

② 塞缪尔·弗莱施哈克尔. 分配正义简史[M]. 吴万伟,译. 南京:译林出版社,2010.

③ 甘绍平. 人权伦理学[M]. 北京:中国发展出版社,2009:5.

④ 姚大志. 分配正义的原则:平等、需要和应得:以沃尔策为例[J]. 社会科学研究,2014(2):115-120.

⑤ 张晒. 国家自主性与再分配能力:转型中国分配正义的一个解释框架[J]. 华中科技大学学报(社会科学版),2014,28(2):115-119.

⑥ 易小明. 分配正义原则的现实中国境遇[J]. 伦理学研究,2015(5):76-81.

⑦ 彭飞荣,王全兴. 分配正义中的政府责任:以风险与法为视角[J]. 社会科学,2011(1):103-110.

药物领域中的药物供给者、价格议定者、药物流通者以及药物使用者都视为平等的制度施受者，不因市场地位的差距而有所偏重，也不因供求关系的不同而有所区别。在制度措施方面，中国基本药物制度的目标是建立统一、系统、公开的制度体系，塑造制度施受者的价值取向和行为选择，从而将以人为本的理念和公民权利的意识固化为基本的社会共识，并全面体现于基本药物领域之中。

在健康中国全面建设的背景下，如何解决偏远地区人民的基本用药需求、减轻特殊人群的用药负担、保障全体人民药品的安全合理使用是当前极具实践意义的重大问题。首先，从当前药品供应与人民药品需求之间的现实矛盾出发，对基本药物的推行现状进行剖析，明确当前的主要目标、主要矛盾，帮助我们正确定位基本药物制度，引导我们有针对性地对当前的重点问题、主要矛盾进行改进，为促进我国基本药物制度的完善，化解药品供应领域的矛盾和问题建言献策。其次，涉及现阶段的医药政策环境、药品供应环境、药品需求环境分析。随着环境的不断变化，相比于多年前政策制定的初衷，当前基本药物制度推行所面临的生态系统，以及人们对它的需求都已经发生了显著改变。因此，我们有必要重新分析制度环境、识别当前局势，以便对基本药物政策的未来走向做出准确的预判。

目前，党和政府已经正式把"健康中国"作为新时代的新目标。实现建设健康中国的宏伟目标必须依附于一个健全的基本医疗卫生服务体系。基本药物制度在我国当前经济发展水平下，有助于改善药物的可及性，改善公平性，减轻药物负担，改善不合理用药现象。因此，充分发挥国家基本药物制度在基本医疗卫生体系中的作用，能够有效解决药品短缺、药品价格昂贵、药品不合理使用等问题，提高基本公共卫生和医疗服务能力。基本药物制度顶层设计以经典理论为基石，以大量国内外先进经验和成功案例为分析模板，以解决基本药物供应保障领域的重大问题为出发点，具有很高的理论价值和实践指导意义。

第三节　国家基本药物制度的功能及其属性

基本药物制度的功能属性体现了由概念内涵所决定的、彰显制度创设者之目标定位和价值取向的基本功能划定和主要特征厘定。其中，功能决定着特征的侧重点和表现形式，特征则构成我们认识和分析其功能实现程度的重要切入视角,两者相辅相成、相互融合,共同作为不同侧面而构成"功能属性"的基本框架。因此,对于功能属性的分析,应该从以下两个方面入手:(1) 对基本药物制度的主要功能和作用的分析;(2) 对实现应然功能或者在作用发挥中所表现出来的特征的分析。

一、基本药物制度的功能定位

基本药物制度功能包括突出基本、防治必需、保障供应、优先使用、保证质量、降低负担等多重含义。就基本药物制度的产生和作用机制来说,其应然功能定位体现在以下几个方面:

第一,促进医药卫生体制改革的结构重构和功能改进。改革开放以来,中国的医疗卫生事业取得了举世瞩目的成就。但在经济发展和社会转型的背景下,医疗卫生服务体系的结构和功能与实际环境之间的矛盾日益突出。特别是在新世纪,医疗体制的市场化改革使公共卫生事业陷入困境。在这样一个背景下,基本药物制度开始重建,基本药物制度通过构建新型"政府-市场"关系,坚持以政府主导,同时,引入市场机制促进了政府的主导作用,协调了政府与市场的关系,对推进医疗卫生体制的结构性重构和功能性改进具有十分迫切的现实意义。

第二,引导患者下沉,促进分级诊疗。基本药物制度在基层医疗机构的优先推行扮演了引导患者到基层就医、促进分级诊疗的重要角色。但随着改革的推进,政府提出"取消药品加成"的要求,大部分地区的公立医院已经逐步实现其他种类药品零差率销售,加之基本药物经常性存在配备不足、供应短缺等问题,使得基本药物制度在促进分类和治疗方面的作用大大减少。因此,基本药物制度的改革是真正促进慢性病、常见病患者药物公平可及,从而使得患者分流到基层的关键。

第三,有助于社会进步和生产力水平提升。健康不仅是经济发展的目的之一,也是促进经济、社会发展的重要力量。健康的改善可以优化人力资本结构,拉动居民消费需求,促进经济发展方式转变。工业化、城镇化、人口老龄化的发展及生态环境、生活行为方式的变化均对国民健康造成深远影响。目前,中国既面临着发展中国家各种传染病的威胁,也面临着发达国家慢性非传染病的威胁。城乡之间、地区之间的居民存在显著的健康差异。基本药物制度作为一项彰显公平正义的政治制度,不仅可以提高居民健康水平,而且可以减轻"因病致贫"和"因病返贫"的担忧,进而提高劳动生产率,促进国民经济的快速发展。

第四，为实现"两个一百年"的奋斗目标，为实现中华民族伟大复兴的中国梦打下坚实基础。健康是一项基本人权，保障公民的基本健康权益是人民共享改革发展成果的重要体现。基本药物制度通过允许每个人享用基本药物来优化卫生资源的分配。通过调整社会资源的再分配，使偏远贫困地区和丧失劳动能力的人群获取基本医疗服务的水平得到加强。凭借政府干预，弥补了市场机制下医疗卫生资源分配不均的问题，充分体现了党"以人为本"的执政理念。同时，人的健康是一切发展之根本。经济与社会发展的实践表明，人之价值、人之生存、人之发展一刻也离不开健康，没有健康，就谈不上人自身的发展与幸福。实现全面小康目标必然要求关注每个人的生存与发展质量，尊重个人的生命健康权。推动基本药物制度发展就是促进人的健康发展，优化卫生政策，促进健康中国建设，实现现代化强国目标的有力助力器。

二、基本药物制度的主要特征

基本药物制度是指国家政府利用税收和国民收入再分配功能，通过财政和政策上的支持，保障居民获得基本药品的政治制度。政治制度的特有属性赋予基本药物制度不同于一般制度的三个明显的特征：一是公共政策的合法性，二是公共政策的普遍性，三是公共政策的强制性。同时，作为"准公共物品"的基本药物与普通商品有着不同的特色。由于双重身份的存在，基本药物制度的主要特征分析可以从以下两个角度展开：

（1）从公共政策的角度来看，基本药物制度首先具有一般公共政策的合法性。亚里士多德认为，"合法性意味着政治制度可以使人们创造和维持现有的政治制度，而合法性是社会中最合适的制度的信仰力量"[①]。这一观点体现了政治制度在合法性建设中的主导作用。基本药物制度正是政府权威部门在特定的政治、经济与环境约束下，在解决广大人民群众的基本用药问题的过程中，通过政府组织协调公共事务等措施实施有效管理的制度。政策的主体具有绝对的合法权威，制度框架下出台的法律、法规、规章也具有绝对的规范化、法治化和程序化，它体现了国家和人民利益的要求，体现了社会公平正义。

其次，基本药物制度具有公共政策的普遍性。这主要体现在两个方面：一方面，从基本药物制度的权利范围来看，基本药物制度以保障人民基本健康权益为初衷，面对全体公民，政策的实施始终与社会所有者联系起来，在一定范围

---

① 亚里士多德.政治学［M］.吴寿彭，译.北京：商务印书馆，2006.

内具有普遍效应;另一方面,从基本药物制度的作用结果来看,由于基本药物制度是针对医疗卫生系统的药品供应问题所做出的规定,这是公共利益的权威分配。

最后,基本药物制度具有公共政策的强制性。公共政策之所以具有如此重要的价值,能够成为政府进行行政管理工作采用的手段和方法,正是因为其具有强制性特征。政府在制定和执行基本药物制度时会力求通过管理以保证制度推行的有效性,保障基本药物制度的实施成果符合社会的期望。例如,强制规定政府运营配备基本药物的基层医疗机构,实行基本药物零差率销售,对违反政策规定的集体或个体进行处罚,以强制性的手段保障政策的有序推进。

(2)从基本药物作为商品的特性来看,基本药物表现出"准公共产品"的特有属性。上文中我们提到基本药物制度是国家药品供应保障体系的重要组成部分,是保障社会成员身体健康的重要组织形式。当社会成员患有疾病需要药品时,基本药物制度能保障他们的基本药品需求,改善他们的健康并减少疾病造成的经济负担。这种收益对于社会中的每一位成员来说都是可取的,是被每一位社会公民共享的。但是,这个产品的边际成本不是零,即不具有消费的非排他性。

对于准公共产品而言,完全由市场供给或者完全由政府供给都无法达到均衡状态。因此,只有两者协作才是保障基本药物供应的最优策略。政府对基本药物供应的适当参与,既可以避免完全由市场供应造成的效率损失,也可以防止完全由政府供给导致的过度消费。

双重属性的相互作用使得基本药物制度不仅具有公共政策的一般属性,而且具有不同于一般公共政策的特点。本研究将其归纳为以下几点:

第一是普惠性,医疗卫生资源的分配应当基于公民生命权和健康权的考量,在生命和健康面前,人没有阶级、收入、区域之分,资源的分配应基于每个人平等的原则,在社会普遍接受的道德范围内。因此,基本药物制度以"人人公平享有"为逻辑起点,强调"全覆盖",受益对象为全体国民。同时,考虑到我国经济发展的区域性问题,基本药物制度在保障全覆盖的前提下重点强调农村、偏远地区的药品可及性,首先保障社会弱势群体的可获得性。基本药物制度的"普惠性"是其公共政策的"普遍性"特征与"福利性准公共产品"特殊性的结合,是基本医疗卫生体系的出发点和落脚点,也是党和国家"立党为公""执政为民"的执政理念与社会主义国家优越性的集中体现。

第二是公平性。健康公平是社会公平正义的基石,公平优先的健康保障战略符合我国现阶段的国情,也符合党的执政理念和人民的期望。因此,基本药物制度的另一个主要特点是公平,就是每个社会成员平等享有基本医疗卫生服务的权利,不因身份、性别、地域、收入等差异而被排斥在体制之外。由于中国城乡经济社会发展不平衡的特殊结构,农村居民"因病致贫""因病返贫"现象屡见不鲜。基本药物制度试图通过保障城乡居民获得基本医疗卫生服务的权利平等,进一步缩小城乡经济社会发展差距,其制度体现出公平与正义的特点。国家基本药物制度对于减轻公众用药负担、促进中国卫生健康事业发展具有重要的现实意义[①]。

第三是政府主导。基本药物制度是由政府主导的"保证群众基本用药需求,维护群众基本医疗卫生权益"的政策制度。基本药物制度是党和政府组织领导的自上而下的政治措施,具有消费或使用上的非完全竞争性。由于其具有极强的公益性、低营利性,通常私人部门不愿意介入或无力提供,但基本药物供应对居民福利和社会生产的影响很大。政府通过立法、制定政策以及监督管理等方式来确保每位社会成员都能够获得所需药品,确保制度顺利实施和可持续推行。

第四是可持续性。基本药物制度是保护人民健康权益的福利公益产品。制度设计、目录遴选、覆盖范围必须与国家经济、社会发展、医疗卫生水平、个人的可支付能力相适应,其目的是使短缺的医疗卫生资源被最大限度地使用,保障制度的可持续运行。药品的遴选以临床必需、质优价廉为原则,入选基本药物目录的药品与经济发展水平相适应,使国家、社会、个人都能够轻松负担。鉴于我国还处于社会主义初级阶段,并且是拥有世界上五分之一人口的发展中国家,基本医疗卫生制度应当而且正在按照"保基本、强基层、建机制"的基本路径运行,通过可持续发展路径来确保"人人享有基本医疗卫生服务"目标的最终实现。

---

① 李雷旻,曾韩.国家基本药物制度的发展与探讨[J].中国民族民间医药,2009(24):51-53.

第三章　国家基本药物制度的发展脉络
　　　　　与实践探索

　　只有充分了解历史，才能深刻了解现实。我们系统梳理了中国基本药物制度的发展和演变历程，将其划分为概念引入与探索、制度建构与初创和全面实施与发展这三个阶段。通过对各阶段的制度背景、制度内容、制度特征深入剖析，总结出历史上各个时期基本药物制度的主要目标。在此基础上，建立国家基本药物目标体系，确保基本药物的及时供应、基本药物价格可负担和基本药物的安全使用。在分析我国基本药物制度改革成果的基础上，总结出五个基本经验，即正义理念是制度创新的指导原则，民主程序是改革创新的力量源泉，法律法规是制度推进的重要力量，制度体系是医疗权利的重要保障，制度需要适应社会经济发展水平等。

　　尽管我国基本药物制度改革创新取得了显著成效，但不可否认的是，随着社会生产的不断发展，人民用药需求与日俱增，药品供应环境不断变化，药品供应与人民用药需求方面存在的矛盾目前仍然非常突出。这不仅威胁到"健康中国"的持续推进，更严重损害了人民的基本健康权益。因此，我们进一步深入讨论人民用药需求，并阐明目前实施基本药物制度的目标。这将为进一步实施基本药物制度和解决人民用药需求提供方向。

第一节　国家基本药物制度建设的发展脉络

　　基本药物和基本药物制度的概念是在 20 世纪 70 年代首次被提出的，随后世界卫生组织和各国政府都制定了法律法规和行业制度来规范药品市场。在世界卫生组织及其成员国和地区的共同努力下，经过近半个世纪的发展，基本药物制度已成为世界卫生组织最成功的全球卫生计划之一，被世界各国普遍接受，尤其是中低收入国家。目前，全球超过 4/5 的国家或地区已制定或正在制定自己的基本药物政策和制度以及基本药物目录。印度、澳大利亚、津巴布韦、南非等国家在基本药物制度实施方面也取得了举世瞩目的成绩。

我国在经历了长达一个多世纪的内外交困和战乱纷扰之后，面临着卫生医疗需求大、医疗服务供给不足、基本药物制度空白的严峻现实。在中国政府的推动下，在世界卫生组织的号召下，1979 年 4 月，我国开始进行制定国家基本药物目录及相关工作。国家基本药物制度正式揭开了艰辛伟大的推进历程。

一、概念引入与探索阶段（1979—2008 年）

作为世界上人口最多的发展中国家，中华人民共和国成立初期，人口分布不均，经济发展不平衡，卫生资源分配不均衡，客观条件迫使我们不得不面临缺医少药、看病负担重等一系列严峻的问题。由于国家医疗卫生条件落后，药品资源严重缺乏，当时全国的医疗机构也不过几千家，农村地区的医疗设备更是匮乏，各种传染病、寄生虫病和地方病严重威胁着人民的生命安全[①]。据统计，当时我国人均寿命不足 35 岁，产妇的死亡率达到了 15%，婴儿的死亡率更是高达 20%。当时，社会经济发展的实际情况和医药卫生领域的现状均迫使我国建立一项能够保障人民临床必需药品供应的制度。为了保障国民在生病时能够及时得到药品救助，减轻患者就诊的经济负担，我国开始引入基本药物制度。

1979 年 4 月，卫生部和国家医药管理总局组织有关医药专家成立了国家基本药物遴选小组，确定了"临床必需、疗效确切、毒副反应清楚、适合国情"的遴选原则。这一阶段，由于卫生资源有限，基本药物目录的遴选主要以临床必需为原则，为公众提供维持生命所必需的药品，大多数药品为常见病用药、廉价药，以保证人民最基本的用药需求。1982 年，我国出台了《国家基本药物目录》（第一版），目录总数为 278 个，并相继做出了一些调整。为加强国家基本药物制度的推广，提高基本药物目录的针对性和可操作性，1992 年 2 月 1 日，我国成立由卫生部、财政部、国家中医药管理局等机构和一些专家组成的国家基本药物遴选小组，主要负责基本药物的选择等相关工作。国家基本药物遴选小组成立后，1996 年对国家基本药物目录进行了一些调整，《国家基本药物目录》（第二

①　那美然，周海峰，朱萍. 国家基本药物制度的现状及存在的问题和对策[J]. 中国卫生经济，2008，27(11):67-68.

版)中基本药物数目增加到 2 398 个。1997 年,中共中央、国务院出台了《关于卫生改革与发展的决定》,明确提出要建立健全国家基本药物制度。2006 年,中共中央出台了《关于构建社会主义和谐社会若干重大问题的决定》,进一步明确提出要建立国家基本药物制度,并在 2007 年举行的全国卫生工作会议上强调国家基本药物制度在国家药物政策中的核心地位。随后,同年 10 月的十七大报告强调了国家基本药物制度在加强社会主义建设中的重要性;建立国家基本药物制度将使国家能够集中资源优先生产和提供基本药物,以满足人民的基本需求;国内基本药物生产可以规范化,医疗生产企业可以集中安排生产并保证质量;医疗卫生单位可以安全、有效、合理地使用基本药物。

从以上分析可以看出,在 2009 年新医改初期,"基本药物"只是一个概念,而不是有效的政策措施。基本药物目录没有发挥应有的作用,基本药物的可及性和可负担性没有得到充分体现。

二、制度建构与初创阶段(2009—2011 年)

改革开放以来,中国始终坚持以经济建设为中心,坚定不移地实行对外开放,社会生产力快速发展,综合国力显著增强,人民生活实现了从温饱不足到整体幸福的历史性飞跃。但是,人口密度的增加导致产生了生活环境恶化、交通堵塞加剧、住房短缺、供水不足、环境污染和隐藏的社会安全问题。流动人口的健康状况和医疗保健状况使卫生服务变得更加困难。而且,随着医疗卫生领域的市场化改革,政府在医疗卫生领域的财政投入不足以支撑公立医院的正常运转,在当时的机制下,"药品补贴"和"高价药"问题持续爆发。"看病难,看病贵"已成为求医者最直观的体验。

于是,2009 年中国开始了医疗卫生体系的新一轮改革,基本药物制度在此期间开始重建。《国家基本药物目录》(2009 版)正式发布,目录总数 307 个。

2009 年 4 月,中共中央、国务院发布《关于深化医药卫生体制改革的意见》和《关于印发医药卫生体制改革近期重点实施方案(2009—2011)的通知》。为了贯彻落实这些改革文件的精神,卫生部、国家发展和改革委员会、工业和信息化部、财政部、人力资源和社会保障部、商务部等 9 个部委于当年 8 月发布了《关于建立国家基本药物制度的实施意见》,指出基本药物是满足初级卫生保健需要的药物,剂型适宜,价格合理,能够保证供应,公众能够公平地获得;确立了于 2009 年,各省(区、市)在 30％的政府办社区基层医疗卫生服务机构实施基本药物制度,包括实行省级集中网上招标采购、统一配送,全部配备使用基本药物和零差率销售的阶段性目标,为建立和完善国家基本药物制度和药物目录确定了指导原则和基本目标。新一轮医改正式启动,建立国家基本药物制度被认为是本轮医改的重点内容之一。从试点情况看,实施基本药物制度后,群众得到了"看得见,摸得着"的实惠,基层卫生工作也出现了新的气象①。在此阶段,国家基本药物制度除了保证公众的基本药物需求外,还注重降低医疗卫生费用,解决药品价格高昂的问题。

三、全面实施与发展阶段(2012 年至今)

在建设高水平小康社会的倡导下,我国于 2012 年提出建立覆盖城乡的基本药物体系。在全国药物政策与基本药物会议上,卫生部提出我国将进一步健全医疗卫生服务体系,推动基本药物制度逐步将二、三级医疗机构和非政府投资的基层医疗卫生机构纳入制度实施。在这一时期,我国规范了基本药物采购新机制,制定合理使用基本药物的管理办法,坚持招标采购一体化、量价联动、"双信封"制度、集中支付、全程监督等管理措施。同时不断深入和推进基本药物成为医生首要考虑使用的激励政策②。

2013 年,《国家基本药物目录》(2012 版)正式发布,目录总数为 520 个。同年,国务院办公厅发布了《关于巩固完善基本药物制度和基层运行新机制的意见》,进一步巩固了基本药物制度推行取得的成效。2016 年 10 月 25 日,中共中央、国务院发布了《"健康中国 2030"规划纲要》(简称《纲要》)。《纲要》第十二章明确要求:健全药品供应保障体系,深化药品和医疗器械流通体制改革;规范医药电子商务,丰富药品分销渠道和发展模式;推广应用现代物流管理和技术,完善现代中药流通网络和可追溯体系;实施医疗机构药品和消耗品采购主体,鼓励联合采购;完善国家药品价格谈判机制;建立药品出厂信息的追溯机制;强化短缺药品供应保障和预警,完善药品储备制度和应急供应机制;构建覆盖城乡的现代医药分销网络,提高基层和偏远地区的药品供应保障能力。2017 年底,在第十二届全国人民代表大会常务委员会第三十一次会议上,首次提请了《中华人民共和国基本医疗卫生与健康促进法(草案)》,并于 2019 年 12 月 28 日由第十三届全国人民代表大会常务委员会第十五次会议审议通过,自 2020 年 6 月 1 日起施行。草案建议将基本药物纳入基本医疗保险药品报销目录,实行

---

① 潘玉明,刘应祥,王继仿. 根治医药购销领域腐败的良方:《关于建立国家基本药物制度的实施意见》的阅读与思考[J]. 江苏卫生事业管理,2010(6):42-44.

② 黄羽佳. 国家基本药物制度在我国的建立与发展进程[J]. 中国药业,2007(24):11-12.

最优惠的报销政策,确保基本药物可负担,进一步推进了我国基本药物法治建设。随后,为协调推进医疗、医保、医药"三医联动"改革,完善国家医疗保障体系,党的十九届三中全会审议通过了《中共中央关于深化党校和国家机关机构改革的决定》和《深化党和国家机构改革方案》,重新调整了国家基本药物制度的职责归属,将其全权归入国家卫生健康委员会职责范围,为基本药物制度统筹推进提供了更加有力的权力后盾,开创了基本药物制度管理的新纪元。2018年9月,国务院办公厅印发《关于完善国家基本药物制度的意见》,重点从目录遴选、药品供应、配备使用、质量保障以及医保报销五个方面对基本药物制度进行完善。2018年10月,《国家基本药物目录》(2018版)正式发布,目录总数685个。2019年1月,国家卫生健康委员会和中医药管理局发布了《关于进一步加强公立医疗机构基本药物配备使用管理的通知》,指出基本药物配备使用是实施国家基本药物制度的核心环节,也是基本药物制度建设中的难点和热点。2019年6月,国务院办公厅印发《深化医药卫生体制改革2019年重点工作任务》,将巩固完善国家基本药物制度列为重点工作。为进一步巩固国家基本药物制度,建立健全国家基本药物目录遴选调整机制,国家卫生健康委药政司组织研究修订《国家基本药物目录管理办法》(2015年发布),并于2021年底形成《国家基本药物目录管理办法(修订草案)》,向社会公开征求意见。

自基本药物制度引入以来,人民医疗保健水平和人民人均可支配收入大幅增加,患者的用药合理性、药品可及性以及药物综合评价等都在朝着积极的方向发展。但复杂的环境使得基本药物制度仍面临着重重压力:一方面,由于工业化、城镇化、人口老龄化的发展,我国面临着药品供应失衡、医疗卫生资源分配不均等问题;另一方面,由于疾病谱、生态环境和生活方式的不断变化,还面临着滥用药物等药品不合理使用的问题。在这一阶段,国家基本药物制度的目标主要是:第一,保障基本药品供应。提高药品的可获得性,确保公众在需要药品治疗时不会出现一药难求的困难局面或医疗机构品种配备不全面的问题。第二,保障药品价格可负担。建立基本药物价格管理体系,保证药物价格可调整的正常价值区间,构建药物经济学评价体系,力争提升患者使用基本药物带来的临床价值。第三,保障药品合理使用。完善医疗机构处方评价制度,对医务人员持续进行基本药物的范围和功能概念方面的培训。

第二节　国家基本药物制度发展的现实成就

保障群众基本用药、维护人民健康权益是深化医疗卫生体制改革的重要目标和任务。国家基本药物制度自实施以来,在降低药价、促进合理用药方面发挥了重要作用。

一、我国基本药物制度建构取得的成就

基本药物制度的推行事关国民健康与国家发展。国家基本药物制度自2009 年 8 月正式启动以来,主管部门先后发布了《关于建立国家基本药物制度的实施意见》、《国家基本药物目录》(2009 年版)、《国家基本药物目录管理办法(暂行)》、《国家基本药物临床应用指南》、《国家基本药物处方集》、《国家基本药物目录》(2012 年版)、《关于巩固完善基本药物制度和基层运行新机制的意见》、《关于完善国家基本药物制度的意见》、《国家基本药物目录》(2018 年版)、《国家基本药物目录管理办法(修订草案)》等有关文件,相关部门亦出台了国家基本药物定价、报销、采购、质量监管以及基层医疗卫生机构补偿、化解债务、乡村医生队伍建设等配套文件。目前,全国 31 个省(区、市)和新疆生产建设兵团在所有公办基层医疗卫生机构实施基本药物使用。二、三级医疗机构优先使用基本药物也在有序推进。随着改革的深入,国家基本药物制度日趋完善。

国家医疗卫生水平和人民的可支配收入都显著提高,药品供应及时性、减轻就医负担,以及患者的用药合理性等都在朝着积极的方向发展。在基本药物制度推行的这些年中,居民主要健康指标不断攀升,现已位于发展中国家前列。同时,该制度的实施促进了基层医疗卫生机构的发展,缓解了基层患者诊疗的经济负担。基本药物制度在初级卫生保健机构得到巩固,大大减轻了基层公众的公共财政负担[①]。目前,2018 年版国家基本药物目录已全面实施,品种数量由原来的 520 种增加到 685 种,进一步规范了剂型与规格,在优化药品目录结构、突出基本用药需求的同时,又兼顾特殊人群用药,且提出继续坚持中西药并

---

① 　Yang L, Cui Y, Guo S F, et al. Evaluation, in three provinces, of the introduction and impact of China's National Essential Medicines Scheme[J]. Bulletin of the World Health Organization, 2013, 91(3): 184-194.

重,增加功能主治范围,覆盖了更多中医临床症候。新版目录发布实施后,覆盖了临床主要疾病病种,更好地适应了基本医疗卫生需求,为进一步完善基本药物制度提供了基础支撑,满足了人民群众疾病防治基本用药需求。

目前,全国 31 个省(区、市)都对乡村医生实行了专项补助,一些原先发布补贴政策的省(区、市)在改革后也再次提高了补贴标准。基本药物制度建立在政府基层医疗卫生机构,撬动了基层医疗卫生机构管理、人事、分配、补偿等综合改革。随着基本药物制度的初步建立,基层基本药物实现零利润销售,基本药物价格的下降显著减轻了基层群众的负担。同时,基层医疗机构综合改革同步推进,公益性管理体制、竞争性就业机制、激励分配机制、规范药品采购机制和长效补偿机制逐步建立。浙江、福建等多个地区还探索推行了基本药物免费供应制度,对高血压、糖尿病、重型精神病等高发疾病患者以全额保障,使得更多的患者使用到廉价、安全有效的药品。随着二、三级医疗机构基本药物的进一步推行,二、三级医疗机构的基本药物使用量也大幅增加。在党中央、国务院的坚强领导下,地方政府坚持贯彻落实基本药物的临床配备使用工作,加强处方点评和不合理用药监控,现阶段药品滥用、大处方问题得到了有效控制,人民用药安全性不断改善,用药结构更趋合理。

二、我国基本药物制度建构的经验总结

在基本药物制度从最初引进到不断健全发展的过程中,随着市场经济的转变和医疗卫生体制改革的推进,城市化、全球化、经济的发展和人民健康意识的增强都在推进基本药物制度不断变革。基于以上对基本药物制度变化的回顾,我们总结了中国基本药物制度变迁的经验,具体如下:

(一)正义理念是制度创新的指导原则

我国仍然处于且将长期处于社会主义初级阶段,当前阶段,发展仍然是解决我国所有问题的关键。"以人为本"是科学发展观的核心。由于我国经济发展不平衡,城乡之间、东西部之间医疗卫生事业发展不平衡,在推进国家基本药物制度改进的过程中,必须坚持以人为本、公平正义的理念。而其中最为关键和核心的价值内容则是分配正义理念。

分配正义是社会正义的核心。其意味着分配规模的经济合理性、分配程序

的社会合法性以及期望结果分配的哲学吸引力①。它从人类自由存在的原则出发,在坚实的经济生活世界的基础上进行理性的反思和价值观的审视②。从根本上说,它为人类自由的发展、人类生命尊严的提高、社会的和谐与幸福提供了哲学上的关注和价值追求。特别是在医疗保障问题上,与更多关注生活便利性的基础设施建设不同,公共卫生资源"以保障和促进公众健康为宗旨",其配置状况直接影响人的生存尊严③。因此,如何在现行的促进共享发展的制度安排中实现公共卫生资源的分配以确保每个人都享有基本医疗和卫生服务、提高公共服务的共享水平已成为一个需要解决的问题。

公共卫生资源分配不均衡存在潜在的社会风险,对共享发展、共同富裕构成影响。为此,陈第华指出,公共卫生资源的配置不应只着眼于医疗卫生和社会保障等具体领域,而应从制度公平与发展正义的角度来理解④。首先,从公共卫生资源配置的角度来看,政府必须重新定位,调动多个实体的积极性,实现共建共享。其次,从公共卫生资源配置的角度来看,要坚持基本医疗卫生服务均等化和弱势群体特殊照顾的原则。最后,从公共卫生资源配置的角度来看,有必要取消医疗特权,缩小不同群体医疗卫生资源之间的差距,达到共享发展成果的目的。

正如习近平总书记在 2016 年 8 月的全国卫生与健康大会上所指出的那样,要把人民健康放在优先发展的战略地位,以普及健康生活、优化健康服务、完善健康保障、建设健康环境、发展健康产业为重点,加快推进健康中国建设,努力全方位、全周期保障人民健康⑤。我国基本药物制度创新的基础是始终坚持以人为本、公平正义的指导原则,确保制度创新和药品目录遴选始终围绕人民群众的根本利益,使整个医疗卫生体系符合共同富裕的基本目标和社会主义的基本方向。与此同时,公平公正的理念始终贯穿于党中央、国务院领导的国家基本药物制度改革的过程中。2014 年 12 月 13 日,习近平在江苏调研时强调:"没有全民健康,就没有全面小康。"⑥医疗卫生服务与人们的健康直接相关。

---

① 姜涌.分配正义的规范与限制[J].广东社会科学,2013(6):82-91.

② 毛勒堂.分配正义:和谐社会不可或缺的价值守护[J].云南社会科学,2007(1):23-27.

③ 王宇、杨功焕.中国公共卫生:理论卷[M].北京:中国协和医科大学出版社,2013:5.

④ 陈第华.公共卫生资源的分配正义:以共享发展为中心的考察[J].探索,2016(3):124-129.

⑤ 习近平:把人民健康放在优先发展战略地位[EB/OL].(2016-08-20)[2020-09-21].http://www.xinhuanet.com/politics/2016-08/20/c_1119425802.htm.

⑥ 以人为本 习近平提出四大原则助力健康中国建设[EB/OL].(2016-08-28)[2020-10-22].http://news.CCTV.com/2016/08/28/ARTja6T30fujCZ15dej4n113160828.shtml.

（二）民主程序是改革创新的力量源泉

在西方的决策过程中,存在着一个关于民主原则的"程序悖论":一方面,强调民主程序原则,主张人民应平等地享有决定政府产生的基本权利——投票权;另一方面,又隐含着这样的行政原则——政策制定是少数决策者和社会精英的禁脔,普通民众与政策制定不必(甚至绝不能)有决定性关系。在约瑟夫·熊彼特看来,选民只能在那些为数不多的、参与竞选的政客中挑选未来的统治者,政府的执政权应该给予那些比任何民选个人或群体获得更多支持的人,而且人民不应该直接有权决定政治问题[①]。人民的任务是产生政府,仅此而已。美国政治学家西达·斯考切波在研究美国医改政策时发现,公众对医疗政策制定的影响,通常只是在议程的设置阶段[②]。他们通常会通过巨大的舆论力量支持那些可能改善公众利益的改革家,使相关议题进入政策议程。而一旦政策制定进入辩争阶段,利益集团和党团势力便取代公众意见,成为引导政策走向的主导力量。由此可以看出,在美国等代议制民主体制下,公众意见仅仅能够影响政策议程设置阶段,而这相较于对政策过程的影响来说是远远不够的,不仅无法确保民众的意见和诉求能够完整、准确地进入政策过程,更无法为科学、高质量的政策产出提供必要的系统外部支持力量。

事实上,社会公众在医疗制度改革与完善过程中具有不可替代的功能和必要作用:一方面,公众对医疗体制的切身感受以及对医改的迫切期待,为医疗改革问题的提出和政府改革议程的设置提供了必要的舆论环境,也为政府内外就增加政府投入、恢复医疗服务"公益性"共识的形成,甚至为最高决策者推动改革、实现国家向社会全面协调发展的战略转移提供了必要的"民意"基础。另一方面,重大社会政策的制定应增加对民主参与的需求。医药卫生体制改革各层级的决策者在政策制定过程中在更大程度上向普通群众开启了"福利之门",使普通群众能够进入政策制定过程,也使代表普通群众视角与需求的意见和建议能够反映到政策制定各环节[③]。

在我国完善国家基本药物制度、推进医药体制改革的过程中,党和政府为社会公众参与政策制定过程开辟了可行的渠道,也探索出了一条行之有效的民

---

① 约瑟夫·熊彼特. 资本主义、社会主义与民主[M]. 吴良健,译. 北京:商务印书馆,1999:395-400.

② Skocpol T, Keenan P, et al. Cross pressures: the contemporary politics of health reform[M]// David M, et al. Policy challenges in modern health care. New Jersey: Rutgers University Press, 2005: 27.

③ 王绍光,樊鹏. 中国式共识型决策:"开门"与"磨合"[M]. 北京:中国人民大学出版社,2013:101.

主程序。不同层次的决策者在政策制定的各个阶段,通过主动开辟渠道汇集和吸纳来自各方面的群众意见,使得民意和民智成为政策制定过程的重要组成部分,并且在许多关键环节发挥了实际影响。

这些实际影响主要包括以下几方面:一是医改启动初期对群众意见的汇集与参考。在医改初期,在医改协调组决定正式委托专业研究机构设计替代方案之前,决策者就首先向社会征求意见,并对这些意见和建议进行汇总整理,编辑成册,作为深入研究医药卫生体制改革的有关部门的重要参考依据。二是政策酝酿阶段对群众意见的汇集与吸纳。在医疗改革的政策酝酿阶段,汇集和吸纳民意的决策主体、手段方式以及民意对政策制定所产生的实际影响。中央及地方各级政府的决策者不仅通过各种论坛倾听群众代表的意见和建议,还以各自的方式建立不同的平台和渠道,收集和倾听群众的意见,包括通过互联网征求群众意见,通过现场调查了解群众意见和群众需求。三是在征集公众意见阶段征求公众意见。在这一阶段,广大普通群众的参与度以及群众对政策制定过程的影响程度都大为提高,各个方面的群众都通过网络、传真及信件发表自己的观点和建议,深化医疗卫生体制改革部际协调工作组认真听取了各方意见。在总结和分类的基础上,对《国务院办公厅关于完善国家基本药物制度的意见(征求意见稿)》进行了50多次修订①。

(三)法律法规是制度推进的重要力量

如果说制度为行为选择设定了作为选择范围的选择议程和选择方式的选择法则,那么法律法规则为制度的选择和设定提供了必要的准备或纠偏机制。这是因为,与制度总是确定的和"高高在上"的不同,法律在建构与施行过程中则要注重理想与现实之间的关系。"西方法律合法性的关键在于把握法律理想与法律现实之间的距离。当法律理性与法律现实之间的差距过大时,理想将显得空洞;当距离太小时,理想不复存在。换句话说,法律理想必须始终表现为可以实现的现实,法律必须始终表现为社会关系的理想形式,而不是现有社会关系的复制品。"②这是一个制度或程序问题,也是一个规范性问题。当法律能够实现法律现实与法律理想的契合,并实现自身的确定化和固化的时候,法律就能形成对制度体系的补充和纠正。正是从这个意义上说,法律是一种制度现

---

① 王绍光,樊鹏.中国式共识型决策:"开门"与"磨合"[M].北京:中国人民大学出版社,2013:96-100.

② 科特威尔.法律社会学导论[M].潘大松,等,译.北京:华夏出版社,1989:199.

象，它被通过一系列相互作用的社会制度以各种方式创造、维持、加强和改善①。与此同时，从另一个角度来说，法律又能对制度规则，特别是滞后性的、不合时宜的甚至带有利益偏向的制度形成一定的抵御与抗争性功能，正如博登海默所指出的，许多法律制度只保护权利和预期的安全，并且保护它们免受各种强大的入侵。这些优势通常基于各种公共或私人利益，试图削弱法律结构的完整性。为了实现这一目标，法律必须能够遏制政治压力或经济压力的影响，因为所有这些压力都试图将权力转化为公理②。

基本药物制度作为保障人民用药安全的公共卫生制度，有着区别于其他制度的特殊属性，制度的顺利推进更是在国家政策的保障下一步步进行的。2009 年 4 月，中共中央、国务院下发了《关于深化医药卫生体制改革的意见》，其中建立国家基本药物制度是本轮"医改"的重点内容。2009 年 8 月 18 日，卫生部等 9 部委发布《关于建立国家基本药物制度的实施意见》，提出医疗卫生机构使用的基本药物实行省级集中网上公开招标采购，各地纷纷进行试点探索。为了规范各地基本药物制度的建立和实施，国务院办公厅于 2010 年 11 月 19 日印发了《建立和规范政府办基层医疗卫生机构基本药物采购机制的指导意见》。截至 2011 年 9 月，已有 31 个省（区、市）设立了省级集中招标采购平台，并已启动或完成基本药物集中招标采购。2015 年 4 月，为进一步巩固基本药物制度，落实群众路线教育实践活动整改方案，对《国家基本药物目录管理办法》进行了修订。2017 年 1 月，国务院印发《"十三五"深化医药卫生体制改革规划》，提出完善基本药物优先和合理使用制度，坚持基本药物主导地位，完善基本药物供应体系的主张。2021 年 11 月，国家卫生健康委药政司组织研究修订《国家基本药物目录管理办法》（2015 年发布），并形成《国家基本药物目录管理办法（修订草案）》。一系列规章制度的建设为利益相关者提供了自由表达需求的保障。

（四）制度体系是医疗权利的重要保障

权利，包括合法享有公共医疗服务、自主选择药物类别、自愿决定医疗手段

---

① 例如，1935 年 7 月在美国民主党国会进行表决时的《全国劳工关系法》法案，就是一项拟推行的"制度"，用以保障在与州际商业有直接和重要关系的产业中工人组织工会的权利。欧阳景根指出，"如果在议会表决时法案获得通过，这时法案就演变成为一项制度事实"。参见欧阳景根.作为制度变革的法治建设模式：一种统摄性法治理论的建构[J].政治学研究，2015(4)：62-72.

② E.博登海默.法理学：法律哲学与法律方法[M].邓正来，译.北京：中国政法大学出版社，1999：241.

等医疗权利在内的政治、经济与社会权利,是人的价值载体,是人类主体性的超验证明和生存发展的价值维度的具体体现。制度为人们提供了某种固有的行为模式,社会或群体试图利用这些行为模式塑造其成员,而社会或团体的成员通过自己的行为验证和实践这些模式。当他们接受了这些行为模式和行为规范并付诸实践,以至在任何同类场合都以这种模式行事时,这套行为模式即被制度化了①。因此,可以说制度是人类社会关系的确定化,通过规范和确认利益格局,可以以法律形式和内容获得个人权利,为实现个人权利提供了先决条件②。恰如斯蒂尔曼所论述的那样,抽象的权利既不是自生的,也不是自我维持的,而是取决于外部权利和前一代权利的规范和价值观,拥有和交换都不能自己创造财产权和契约自由③。

早在计划经济时代,中国的卫生事业创造了以最少投入获得最大健康收益的国际典范。这除了政府和全国人民的不懈努力外,更离不开一套科学合理的制度设计。新中国成立初期,党和政府高度重视国家卫生事业,突出预防保健为卫生改革重点,通过自上而下的制度安排将社区动员与爱国卫生运动相结合,将卫生服务和生产劳动有机结合起来,形成了一套协作有效的运行机制。政策的协调性突出表现在合作医疗制度、赤脚医生的劳动报酬和生产大队的分配机制上,三者之间相互制约、相互促进,不仅提高了人们的劳动积极性,而且解决了当时农村基本的健康供给问题。

在今天的新医改中,党和政府提出"将基本医疗卫生制度作为公共产品向全民提供"④,这从政治高度上明确了对人民基本健康权利从制度上予以保障的重要性。尽管基本医疗卫生制度的运行包含了许多技术方面的问题,但其发展和演变的流程也是一个为保障公共利益和巩固党的执政地位的政治过程。作为国家药品供应保障体系的支柱,基本药物制度正在建立覆盖城乡所有居民的基本医疗保障体系。基本药物制度是必不可少的制度根基,是提高社会基本医疗服务水平最根本的基石。

（五）制度须相适于社会经济发展水平

制度是环境的产物,制度环境是基于一份份的成文文件、宪法和司法决定

---

① 彭克宏.社会科学大词典[M].北京:中国国际广播出版社,1989:315.
② 董冰.个人权利与制度[D].济南:山东大学,2007:15.
③ 黑格尔.哲学史讲演录:第一卷[M].贺麟,王太庆,译.北京:商务印书馆,2009.
④ 国务院办公厅关于印发深化医药卫生体制改革 2014 年重点工作任务的通知[EB/OL].(2014-05-28)[2020-10-22].http://www.gov.cn/zhengce/content/2014-05/28/Content_8832.htm.

的解释以及国家公民关于他们所喜欢的制度模式的观点逐渐成形。当环境不断改变，制度亦需要不断地演化。基本药物制度肩负着守护人民健康、保障人民用药需求的重要使命，从制度的初建到制度的成熟，基本药物制度的健全和完善一直在持续推进。

　　基本药物制度建设的重点和任务取决于经济社会发展水平和各阶段公众的卫生需求。制度引入初期，我国经济发展水平低，资源匮乏，政府只能集中财力发展"投入少、效益好"的"以防为主"的政策思路。当时中国医疗卫生的特点是以"低水平、广覆盖"的原则，满足中国城乡居民的基本健康需求。随着经济的不断发展，政府财政能力逐步增强，基层医疗卫生体系得到了更大的保障。按照时间先后顺序，比较大的进展依次是实现全民医保，建立基本公共卫生体系，启动基层医疗机构基本药物制度，建立重大疾病医疗保险制度和公立医院综合改革。换句话说，我国医药卫生体系的发展必须与经济发展水平和政府财力相适应。

　　现今，国家医疗卫生水平和人民的可支配收入均显著提高，患者的用药合理性、药品供应及时性以及就医负担等都在朝着积极的方向发展，但瞬息万变的复杂环境也带来了许多难以解决的新问题。一方面，由于工业化、城镇化、人口老龄化的现象日益严重，我国面临着药品供应失衡、医疗卫生资源分配不均等问题；另一方面，由于疾病谱、生态环境和生活方式的不断变化，中国面临滥用药物和乱用药物等药品不合理使用的问题。为了解决这些问题，现阶段的国家基本药物制度应牢牢把握当前经济发展现状与人民用药需求之间的矛盾，在现有的制度基础上有序推进。

第三节　新阶段国家基本药物制度的发展需求

　　2009 年 8 月 18 日，国家发改委、卫生部等 9 部委发布了《关于建立国家基本药物制度的实施意见》，正式拉开了我国建设国家基本药物制度的大幕，迄今已历经十余年。面对新阶段国内社会基本矛盾和人民群众更高层次的医疗卫生需求，应持续推进国家基本药物制度建设。本节将从政策需求、制度需求和实践需求三个方面，系统梳理新阶段国家基本药物制度的发展需求，以明确制度建设和完善的方向与内容。

一、新阶段国家基本药物制度建设的政策要求

2018 年 9 月 19 日,国务院办公厅印发《关于完善国家基本药物制度的意见》(简称《意见》)。《意见》提出要坚持以人民健康为中心,强化基本药物"突出基本、防治必需、保障供应、优先使用、保证质量、降低负担"的功能定位,全面带动药品供应保障体系建设,着力保障药品安全有效、价格合理、供应充分,缓解"看病贵"问题。为此,针对现行的国家基本药物制度所存在的不完全适应临床基本用药需求、缺乏使用激励机制、仿制品种与原研品种质量疗效存在差距、保障供应机制不健全等问题,《意见》进一步在顶层设计层面做出具体政策部署,并在基本药物的多个环节做出制度性安排,明确了新阶段国家基本药物制度的未来方向与政策要求。

《意见》从基本药物的遴选、生产、流通、使用、支付、监测等环节,明确了五个方面的政策措施,从而也指明了新阶段国家基本药物制度建设的政策要求,具体来说有以下五点:

一是动态调整优化目录。对基本药物目录定期评估、动态调整,突出药品临床价值,坚持中西药并重,满足常见病、慢性病、应急抢救等主要临床需求,兼顾儿童等特殊人群和公共卫生防治用药需求。

二是切实保障生产供应。坚持集中采购方向,落实药品分类采购政策。做好上下级医疗机构用药衔接,推进市(县)域内公立医疗机构集中带量采购,推动药价下降。对易短缺基本药物,通过市场撮合确定合理采购价格、定点生产、统一配送或纳入储备等措施保证供应。

三是全面配备、优先使用。坚持基本药物主导地位,明确公立医疗机构基本药物使用比例。实施临床使用监测,开展药品临床综合评价。深化医保支付方式改革,制定药品医保支付标准,引导合理诊疗、合理用药。

四是降低群众药费负担。按程序优先将基本药物纳入医保目录范围,逐步提高实际保障水平。鼓励地方探索降低患者负担的有效方式,最大程度减少患者药费支出。

五是提升质量安全水平。对基本药物实施全品种覆盖抽检,加强对基本药物生产环节的监督检查,强化质量安全监管。将通过一致性评价的药品品种,按程序优先纳入基本药物目录,逐步将未通过一致性评价的基本药物品种调出目录。

二、新阶段国家基本药物制度建设的制度需求

发展和健全基本药物制度是新医改以来的重点工作任务,基本药物制度作

为解决人民用药需求问题的有效工具,是推进健康中国建设的有力手段。新医改以来,基本药物制度在保证基本药物供应、保障人民用药权益、满足人民用药需求等方面产生了一系列积极的影响。但不可否认的是,随着社会生产力的不断发展,人民用药需求与日俱增,药品供应环境不断变化,药品供应与人民用药需求方面存在的矛盾仍然非常突出。这些不足和矛盾严重制约了"健康中国"战略实施的广度、深度和速度,对人的基本健康权利造成更严重的损害。

制度建设是完善国家基本药物遴选、生产、流通、使用、支付、监测等环节的根本依据和基本规范。然而,当前国家基本药物制度还存在许多不足,具体来说有以下几方面:在制度的运行机制设计方面,多利益相关者之间缺乏利益相容机制,使得制度运行缺乏有效竞争;在制度运行的协调与监督方面,政府职责与市场职责的协调不明确、监督机制不健全、资金使用缺乏科学运作机制,使得制度运行缺乏效率;在制度运行激励机制方面,引导医务人员基本药物使用的激励机制尚不完善,医疗机构的补偿机制尚不健全,使得制度运行缺乏内在推动力。这些因素严重阻碍了机制运行,造成了药品供应保障体系的问题迟迟无法得到解决。当前基本药物协调机制的设计缺陷、监督机制的不健全,以及运行激励机制的不完善使得制度现状与现阶段人民所需的、能够解决药品需求问题的制度机制之间依然存在一定的差距。

当前制度设计存在的问题是影响制度目标实现的障碍,但同时也是制度创新与制度变革的着力点。对此,本研究所采用的卫生正义理论、利益相关者理论及制度变迁理论等为制度建设提供了方向和路径。第一,卫生正义理论为基本药物制度目标提供了多元化路径。研究认为,在遵从基本伦理道德的基础上,关注个体价值的实现是基本药物制度创新的伦理基础;通过深化改革和相应的现代化的政治制度建设来正本清源,获得长期稳定的发展动力是正义理论指引下实现基本药物制度目标的政府路径;以市场为主导,充分利用市场分配的应然功能是完善基本药物制度的市场路径。第二,利益相关者理论是实现基本药物制度目标的重要起点。通过全面掌握利益相关主体的基本信息及其各自利益诉求,探索多元化的政策参与机制和利益表达机制,充分协调不同利益相关者的利益诉求,使个人目标服务于总体目标,并激励和约束利益相关者的行为,促进制度的持续创新。第三,制度变迁理论为实现基本药物制度目标提供了系统性的操作路径。一方面,由于国家政治制度处于最高层次的设计过程中,属于不同利益的社会组织或利益群体的产生应被视为制度形成的逻辑起点和实体条件。因此,完善国家基本药物制度应充分考量医务人员、药品生产企业家以及患者的利益诉求与主张,并基于其偏好而设定应然的渐进性制度完善方案。另一方面,制度变迁理论的许多宪政理论已经证实了国家在推动制度变迁过程中的关键作用。为此,在不断解决人民用药需求问题、推动基本药物制度目标实现的过程中,应充分发挥国家在制度创新中的战略重心确定和政治价值引导功能,从根本上保证系统实施的标准化和有效性。

此外,"他山之石可以攻玉",放眼国际社会,有很多国家和地区的基本药物制度都已经相对成熟,并积累了大量的成功经验,并且随着制度的推进,各国逐渐形成一些共同的趋势,这些成功做法和趋势都值得我们仔细思考,一些国内省(区、市)也在实施多种制度方面探索了成功经验。这些经验对于优化国家基本药物制度、解决药品供应问题大有帮助,值得我们进一步深入研究借鉴。

三、新阶段国家基本药物制度建设的实践需求

建立国家基本药物制度是一项系统工程,是深化医药卫生改革的一项重大任务,呈现出新阶段经济社会发展中所展现出来的鲜明的实践需求。具体来说:

首先,要能够提高群众获得基本药物的可及性,保证群众基本用药需求,减轻群众负担,从而维护群众的基本医疗卫生权益,促进社会公平正义。近年来,中央政府高度重视民生问题,并将健全基本药物制度的目标纳入"健康中国2030"的远景规划中。建设覆盖城乡居民的基本药物制度,保障国民的基本健康权利,已经成为我国执政党行动纲领和执政理念的一个组成部分。国家对守卫人民健康的内在政治承诺与捍卫人民健康权益的强大政治力量为实现基本药物制度的目标提供了第一道保障。健康权作为基本人权已被国际社会广泛认可,我国的法律制度也坚决捍卫公民的健康权利。从具有最高法律效力的《中华人民共和国宪法》到对药品管理领域具有最高指导意义的《中华人民共和国药品管理法》,无不彰显着对公民健康权的尊重与保护。随着公民健康意识不断增强,健康法治水平得到实质提升,法律体系对公民健康权利的天然捍卫已成为推动基本药物制度目标实现的第二道保障。改革开放以来,国民经济快速发展,人均收入大幅增长,政府医疗支出也大幅增加。社会经济持续发展为实现基本药物制度目标、满足人民用药需求提供了第三道保障。

其次,要能够克服医药资源浪费与短缺问题,并且规范医疗服务行为,改变医疗机构"以药补医"的运行机制,体现基本医疗卫生的公益性。一方面,通过在全国范围内的政府办基层医疗卫生机构全面配备使用基本药物,实行零差率

销售,能够在很大程度上消除"以药补医"的运行空间①。在实现科学遴选基本药物、规范药物生产流通、确保药物安全有效等三大目标的过程中,通过健全国家基本药物招标采购制度,逐步挤掉药品流通环节中的"水分",并进而规范基层医务人员的用药行为,使价格合理、质量可靠的平价药能够真正惠及千家万户。另一方面,作为基本药物制度的基本内容之一,进一步推动全国所有基层医疗卫生机构综合改革,全面建立起公益性的管理体制、竞争性的用人机制、激励性的分配机制、规范性的药品供应机制和长效性的经费保障机制,从而不仅能够有效推动基层医疗卫生机构回归公益性,而且又能避免回到"大锅饭"的局面,调动新的积极性,激发新的活力。

最后,要做到整顿治理药品生产供应保障体系,促进医药卫生市场健康发展。建设国家基本药物制度当然不是一种从市场经济到计划经济的倒退,它实质上是在政府主导之下发挥市场机制,实现"健康中国"的战略目标和世界卫生组织确保全民保健的目标。国家基本药物制度改革将对医药卫生市场带来多重影响:第一,招标政策联动,强化医药市场竞争。基本药物制度完善也伴随着地方招标采购政策的改革和调整,特别是"基本药物由省级集中网上公开招标采购"的规定,促进了不同地区和不同所有制企业平等参与、公平竞争,使招标政府资源的争夺战越演越烈。国家医保局成立以来,国家层面已经进行了七次集中采购。第二,制度规范强化,引发多维度市场竞争。基本药物制度在引爆招标、医保、品种结构等新一轮竞争的同时,还将引发一系列其他方面的竞争,如商业企业基本药物配送权的竞争、现代物流资格的竞争、省内省外产品的竞争、中标和非中标基本药物在零售市场的竞争、医疗机构品种选择的竞争等。医药企业在新的一轮竞争面前,淘汰是制度的安排,求生存是第一位需要,只有那些充分地认识到新的竞争、走在政策之前的医药企业才能成为行业的胜者。第三,基本药物使用制度细化,引发医药企业与医院之间关系的重构。省级卫生行政部门可结合本地实际和公立医院试点改革,设定不同级别、不同类别医疗机构的基本药物使用比例。基本药物使用比例可按基本药物销售额占全部药品销售额比例的方法计算。这将改变目前基层医疗卫生机构和三甲、专科医院的药品使用结构。

---

① 在我国基层医疗卫生运行机制中,原来乡镇卫生院和社区卫生服务中心,尤其是乡镇卫生院,核心机制是"以药补医"的机制,主要靠卖药获得的收益来补偿医院的运行,久而久之就形成了利益驱动机制。实行基本药物制度之后,取消药品加成,就切断了"以药补医"机制的利益链条。

第四章　基本药物制度在药品供应领域的实践与反思

　　我们的研究思路是：针对新时代国家基本药物制度的发展需求，通过对基本药物制度在基本药物供应、基本药物价格和基本药物使用等领域的现存问题及其内在成因进行剖析，并深刻理清造成这些问题的成因所在，从而明确基于实际问题的现行基本药物制度的主要目标，进而分析当前基本药物制度与现阶段人民所需的、能够解决药品需求问题的制度机制之间存在的差距，并以此作为基本药物制度创新与制度变革的着力点，寻找弥补这一差距的有效路径。通过这一研究思路，期望能够有针对性和前瞻性地解决药品供应与人民用药需求之间的矛盾，推进基本药物制度目标的实现，促进健康中国的建设。

　　药品供应保障体系是构成新一轮医药卫生体制改革基本框架的"四梁八柱"之一。当前，中国在基本药物供应领域已经形成制度化操作流程和实践特征，并取得了一系列制度建设成就，包括：省级集中网上公开招标采购，落实药品分类采购，实行零差率销售；对少数基层必需但用量小、市场供应短缺的基本药物，采取招标定点生产等方式确保供应；建立健全全国短缺药品检测预警系统；患者凭处方可以到零售药店购买药物。当然，国家基本药物制度在药品供应领域还存在诸多不足，本章也将对基本药物供应制度所暴露出来的种种问题，以及问题背后的潜在诱致因素进行分析。

第一节　基本药物供应制度的国内实践现状

　　基本药物制度实质是政府主导下的保障基本药品供应、提高药品可负担性、促进药品合理使用的公共政策，具有合法性、强制性等属性。在政策推行过程中,政府不断通过法律法规建设规范医药市场,不断通过强化机制明确生产企业、配送企业、医疗机构等利益相关者的功能定位,调整药品供给,不断通过行政干预手段影响药品招标、采购、配送环节,提高制度运行效率,逐步满足人民群众对基本药物供应的需求。

一、药品供应保障的法制化建设

强化政府主导是增强基本药物供应保障能力的核心力量和主要抓手。例如:辽宁省搭建升级短缺药品检测预警和供应保障系统,从生产企业、配送企业和医疗卫生机构等多方面同时检测药品短缺信息,实行分级响应、对比核查、预报预警、分类施策;山东则组织供需双方开展了两轮 7 种药品的市场撮合,稳定供货价格,满足临床用药需求;江苏和内蒙古则申请专项财政资金,为短缺药品储备提供有效保障;江苏还建立了省、地市和医疗卫生机构分级储备制度,动态管理储备品种。

当然,从国家治理的高度来看待基本药物制度以及政府在基本药物制度建设中的主导作用,其核心则是推动法制化建设,为基本药物供应提供法制与制度化保障体系。《中华人民共和国宪法》第四十五条规定:"中华人民共和国公民在年老、疾病或者丧失劳动能力的情况下,有从国家和社会获得物质帮助的权利。"维护人民的基本健康权益是国家的使命。然而,中国有许多制药企业,大部分企业处于小规模、无序管理的状态。因此,自基本药物制度引入以来,党和政府也致力于完善国家基本药物制度,解决药品供应体系购销渠道混乱、药品短缺等问题。基本医疗制度作为国家保障人民健康权利的一项措施,需要政府将经济发展、医疗卫生条件和国家需求相结合,重新调整卫生支出和卫生资源分配,提高医疗卫生资源的使用效率。同时,要结合宪法精神,制定基本药物制度的行政法规,使患者使用基本药物的权利合法化,提高基本药物政策的有效性和执行力度,系统地减少基本药物政策实施的障碍。

在基本药物的管理过程中,药品受到《中华人民共和国药品管理法》《中华人民共和国药品管理法实施条例》等多项法律制度的协同管理。此外,在基本药物价格管理方面,公共部门为维护市场机制的正常运行,运用其行政管理职能先后出台了多部政策法规,通过全面的政策干预,逐步完善基本药物定价机制,维护正常的药品价格秩序。在基本药物采购方面,1999 年,中国颁布了《中华人民共和国招标投标法》。这是中国第一部完整的招投标法律,对招标主体、招标方式、投标内容和法律效力作了具体规定,为后续基本药物招标采购奠定了法律基础。2010 年,国家出台了《药品集中采购监督管理办法》,对违反招采基本药物行政纪律行为进行查处。2019年,国务院深化医药卫生体制改革领导小组印发《关于以药品集中采购和使用为突破口进一步深化医药卫生体制改革若干政策措施的通知》,规定从国家组织集中采购和使用药品做起,逐步建立中标生产企业应急储备、库存和产能报告制度。这一系列管理体制、组织程序、采购规范等方面的创新措施的出台,使得基本药物的供应体系在较短的时间内建立起来了。

《中华人民共和国基本医疗卫生与健康促进法》于2019年12月28日由第十三届全国人民代表大会常务委员会第十五次会议审议通过,自2020年6月1日起施行。该法是卫生领域第一部基础性、综合性的法律,共十章,其中明确了医疗卫生事业是社会公益事业,国家建立基本医疗卫生制度,重点完善基本药物制度、分级诊疗制度等五项基本制度。根据该法,国家实行基本药物制度,公布基本药物目录,确保基本药物公平可及、合理使用。同时还特别明确将基本药物全部纳入基本医疗保险药品报销目录,实行最优惠的报销政策。近年来,全国人大常委会在民生领域的立法成效显著,基本药物制度相关法律体系在优化有限的医疗卫生资源分配的同时,形成各方都认同的平衡规则,确保实现基本药物制度的目标。

二、基本药物招采机制建设

基本药物的采购制度是促成当前基本药物制度体系格局的一项重要创新制度,它通过一系列管理体制、组织规则、采购程序等方面的创新措施,在较短的时间内初步建立起基本药物的供应体系,实现了供应商与基层医疗机构的有效对接,采购成本降低、药品采购订单在更宏观的层面上受到管制。从商品流通的角度看,基本药物突破了传统药物的销售模式,将简单和个体的药品交易行为转变为连续、全面、复杂的交换过程,实现流通社会化、集约化、规模化[①]。笔者从全国各省(区、市)的基本药物集中采购相关政策开始,系统收集了全国各省(区、市)近期发布的基本药物集中采购文件,比较分析了基本药物政策的实施情况。

1. 基于政策变迁的采购机制演变

我国基本药物制度建立之初,明确提出基本药物实行以省为单位的集中招标采购。2010年,国务院办公厅印发了《建立和规范政府办基层医疗卫生机构基本药物采购机制的指导意见》(国办发〔2010〕56号,以下简称56号文件),明

---

① 宁博. 基本药物流通政策的理论、实践与效应研究[D]. 济南:山东大学,2014.

确要求各地基本药物采购工作应坚持在省级药品集中采购平台上进行①。为全面落实国务院颁布的 56 号文件，截至 2011 年 9 月，全国 31 个省（区、市）已建立以省（区、市）为单位的采购招标平台。同时，负责集中招标和采购基本药物的专门机构已经建立。基本药物招标的具体工作由采购事务管理办公室、采购中心、药品交易所、招标中心等专业机构承担。后来，为了进一步规范基本药物的供应，2015 年 6 月 19 日，国家卫生和计划生育委员会（简称"卫计委"）发布了《关于落实完善公立医院药品集中采购工作指导意见的通知》（国卫药政发〔2015〕70 号），要求各地制定具体实施办法，确保 2015 年内启动新一轮药品集中采购工作，进一步细化、实化公立医院药品集中采购相关政策措施，提出了确定药品采购范围、规范医院药品使用管理等具体要求，用于具体指导公立医院采购药品。2016 年 11 月，中共中央办公厅、国务院办公厅转发了《国务院深化医药卫生体制改革领导小组关于进一步推广深化医药卫生体制改革经验的若干意见》，新一轮集体采购的方向再次明确：坚持集中带量采购原则，对临床用量大、采购金额高、多家企业生产的基本药物和非专利药品，由省级药品采购机构集中招标采购，同时鼓励跨区域联合采购和专科医院联合采购；对部分专利药品、独家生产药品，通过价格谈判机制降价公布后，医院再按谈判结果进行采购②。2018 年 5 月，根据第十三届全国人民代表大会第一次会议批准的国务院机构改革方案，我国组建了中华人民共和国国家医疗保障局（简称"医保局"），整合了此前归属于发改委的医药定价职能、归属于卫计委的药品集中招标职能、归属于医保的医保支付方式（标准）制定职能，打破了原来卫生行政部门只"招标"不"采购"的模式，解决了以往采购中普遍存在的"招采分离、量价脱钩"的问题。在这个医疗、医保、医药协同改革的关键时期，我国药品采购实现了购买方和付费方的统一，药品集中采购迈入新时期。

自 2018 年 11 月以来，国家医疗保障局组织实施了八批九轮药品集中带量采购，通过明确价格和用量的合同关系，重塑药品供应链，从而大幅降低了中选药品的价格，有力地推动了我国药品价格回归合理水平，净化了流通环境并提高了行业集中度③。目前，我国药品集中采购已步入常态化制度化的运作阶段。

---

① 国务院办公厅关于印发建立和规范政府办基层医疗卫生机构基本药物采购机制指导意见的通知[EB/OL]．(2011-12-09)[2022-01-20]．http：//www．gov．cn/zwgk/2010-12/09/content_1761749．htm．

② 中共中央办公厅 国务院办公厅转发《国务院深化医药卫生体制改革领导小组关于进一步推广深化医药卫生体制改革经验的若干意见》[EB/OL]．(2016-11-08)[2020-10-23]．http：//www．gov．cn/gongbao/content/2016/content_5139815．htm．

③ 胡善联．带量采购的经济学理论基础和影响分析[J]．卫生软科学，2019，33(1)：3-5．

2. 国内基本药物典型采购模式

2018 年医保局成立之前,我国药品集中采购制度还不成熟,除开展药品分类采购外,部分省(区、市)还探索和创新了其他药品集中采购方式,如跨区域联盟采购、第三方电子平台交易、集团组织(GPO)采购、福建联合限价阳光采购等,致力于完善医药集中采购制度和医药价格形成机制。此前"只招标、不采购"的集中采购模式没有切实降低企业的销售成本和财务成本[①]。2018 年,上海阳光医药采购网发布《4＋7 城市药品集中采购文件》,开始探索国家组织药品集中带量采购,截止到 2022 年 6 月带量采购已进行到第六批。按医药采购组织主体可将药品集中采购划分成国家组织药品集中采购、省级组织药品集中采购、省际跨区域联盟药品集中采购、药品集团采购模式(GPO 模式)和医联体采购模式这五类。

(1) 国家组织药品集中带量采购

2018 年 11 月,在国家医疗保障局的组织下,北京、天津、上海、重庆 4 个直辖市和沈阳、大连、厦门、广州、深圳、成都、西安 7 个副省级城市于上海药事所成立联合采购办公室,在上海市第三批带量采购的基础上制定规则,发布《4＋7 城市药品集中采购文件》,开始探索国家组织带量采购。国家组织药品集中带量采购模式对药品质量、生产企业产能、各地区预采购量都作出了明确规定,在保障药品质量的情况下,真正实现了"带量采购"[②]。截至 2022 年 2 月,我国经历了六批国家组织药品集中带量采购,带量采购规则日趋合理。无论是中选企业数量、市场份额分配、协议期确定还是中选规则,均更加适应我国医药行业的现状,能够更大限度地发挥带量采购的降价效果。

(2) 省级组织药品集中采购

2009 年 1 月,卫生部、国务院纠风办、国家发改委、国家食品药品监督管理局等 6 部门联合签署印发《进一步规范医疗机构药品集中采购工作的意见》,文件指出要全面实施在政府主导下的省(自治区、直辖市)为采购单位的药品集中采购制度。2015 年 6 月,国家卫计委出台《关于落实完善公立医院药品集中采购工作指导意见的通知》,规定我国公立医院药品全部在省级平台采购,直接向生产企业招标,不再按基本药物和非基本药物分类招标[③]。2021 年 1 月,国务

①　蒋昌松,祁鹏,郭丹. 我国药品集中采购制度历史变迁及改革发展趋势[J]. 中国医疗保险,2022(4):5-11.

②　张芳芳. 我国药品集中采购模式及其效果研究[D]. 广州:广东药科大学,2020.

③　张雅娟,方来英. 药品集中采购制度的发展与改革研究[J]. 中国药房,2020,31(21):2561-2566.

院办公厅发布了《关于推动药品集中带量采购工作常态化制度化开展的意见》，文件中明确提出："各省（自治区、直辖市）对本区域内除国家组织集中带量采购范围以外的药品独立或与其他省份组成联盟开展集中带量采购。"截至 2021 年 12 月 26 日，全国共有 15 个省（自治区、直辖市）独立开展了 23 次药品带量采购，主要集中在东中部地区。其中，开展 1 次的有河北、山西、青海、上海、湖南、山东、湖北、陕西；开展 2 次的有广西、福建、江苏、河南、江西、浙江；安徽开展次数最多，已开展了 3 次。现阶段我国省级药品带量采购已进入常态化制度化[①]。

（3）省际跨区域联盟药品集中采购

2016 年，北京市、天津市、河北省共同签署了《京津冀药品、医用耗材集中采购工作协同发展协议》，创立了全国首家跨省带量采购区域联盟。根据协议，三地将共同推进药品的联合采购合作，促进联盟药价降低，实现跨省与带量的目标。京津冀联盟采购具有 1 个平台，协同联动，阳光透明，网上采购，分批分类采购，通过竞价、议价等方式采购等特点[②]。

2016 年 3 月，三明市与宁波市、乌海市、珠海市等城市建立药品集中采购联盟，标志着三明联盟正式成立。截至 2020 年 9 月，三明联盟已经覆盖 16 个省（自治区、直辖市）的 26 个市和 4 个国家医药卫生体制改革试点县共 50 多个成员。三明联盟要求各成员签订协议，进行信息共享、联合议价和互惠互利，并去除药品和医用耗材的价格水分，以量换价、量价挂钩[③]。

除三明联盟、京津冀联盟，我国其他省（自治区、直辖市）近年来也不断探索尝试跨区域联合采购。截至 2021 年 11 月 16 日，除本质是价格联动的鲁南经济圈联盟外，全国至少开展或待开展 22 次跨区域药品联盟带量采购，包括省级联盟采购 17 次、市级联盟采购 5 次。

（4）药品集团采购模式（GPO 模式）

集团采购是一种由独立的第三方集团采购组织承担，集合下游分散的买方力量与上游卖方进行集中竞价的采购模式[④]。

---

① 马枋婷,常峰,路云,等.我国省级药品带量采购政策比较分析[J].卫生经济研究,2022,39(6):20-23,29.

② 潘倩莹,熊康,陈昊.药品和耗材跨区域带量采购的实践与思考[J].中国卫生资源,2021,24(2):119-122.

③ 顾馨雨,周罗晶.我国药品集中采购实践的典型特征与启示[J].江苏卫生事业管理,2021,32(12):1611-1615.

④ 叶光亮,程龙.药品集团采购组织的市场竞争效应:基于我国 GPO 试点的理论分析[J].中山大学学报(社会科学版),2017,57(6):167-182.

2015 年 2 月,国务院办公厅发布《关于完善公立医院药品集中采购工作的指导意见》,倡导药品集中、带量、限价采购,鼓励试点创新多元化采购模式,为 GPO 模式发展提供了契机,越来越多的地区开始酝酿开展 GPO 模式。同年 2 月,上海市医改办印发《上海市 2015 年深化医药卫生体制改革工作要点》,借鉴国外药品集团采购组织(GPO)通行做法,选择部分医保目录范围内未实施集中招标的品种和自费药品,推进药品集团采购模式和医药分开改革。2016 年 2 月,由上海市医药卫生发展基金会发起,联合上海交通大学附属仁济医院、复旦大学附属华山医院、上海市第一人民医院、上海中医药大学附属岳阳医院和同济大学附属东方医院 5 家三级医院以及徐汇区、普陀区、杨浦区、闵行区、金山区和崇明县 6 个区县所属的公立医疗机构,共同组建上海公立医疗机构药品集团采购联盟,正式启动上海 GPO。2016 年 7 月,深圳市卫计委发布《关于印发深圳市推行公立医院药品集团采购改革试点实施方案的通知》,正式启动以深圳全药网为第三方药品集团采购组织,负责全市公立医院临床常用药品的统一采购工作的深圳 GPO 模式[①]。

(5) 医联体采购模式

医联体是由区域内医疗机构组成的以联合体章程为共同规范的非独立法人组织,属于地方层面联合的采购主体。医疗机构是药品的直接使用者,医联体组织更能精准地掌握药品的种类和需求,更能稳定医疗机构的临床用药。

2011 年 1 月和 4 月,上海市政府先后在市中心和郊区组建了两大医联体——"瑞金-卢湾医联体"和"新华-崇明医联体",开始试点。由于医联体内各医疗机构不同的管理体制、不同的财政来源等多方面原因导致上海医联体推动困难。直至 2021 年 3 月,上海药事所发布《"新华-崇明"区域医联体药品集中议价采购公告(2021 年第一批)》,公布了采购目录、方案以及企业报名须知等附件。从公告和方案里能明确看出此次采购约定了采购品种及采购量,并承诺确保使用、完成采购量,这标志着成立于 2011 年的国内第一个医联体"新华-崇明"区域医联体又率先在全国进行首个医联体带量采购。

三、各地基本药物配送环节保障机制探索

药品的供应所涉及的一系列过程是极其复杂的,其涉及的环节多、相关

---

① 陈珉惺,丛鹏萱,何江江,等. 我国药品 GPO 发展现状及策略分析[J]. 中国卫生政策研究,2019,12(11):34-38.

利益者多,是一项事关公共福利的治理行为,是对政府、社会力量和市场利益协调、共同协作能力的一种严峻的考验,而不单纯是一个简单的物质转移过程。

中央对基本药物如何配送只提出了比较宏观的指导意见,并未细化到具体执行方针。其中对供应商的指导意见为医疗机构的直接分配应该是具有现代交通能力的合格制药公司①,同时要求企业的资质认定应该由药品监督部门负责,遴选方式上则提出以省为单位、公开招标、统一配送。随着药品流通行业净化风暴的来袭,"两票制"政策的出台对基本药物的采购配送产生了决定性的影响。

2016 年 4 月 26 日,国务院办公厅印发了《关于深化医药卫生体制改革2016 年重点工作任务的通知》,提出综合医改试点省份要在全省范围内推行"两票制",积极鼓励公立医院综合改革试点城市推行"两票制"。2016 年 11 月 8日,《国务院深化 医药卫生体制改革领导小组关于进一步推广深化医药卫生体制改革经验的若干意见》再次明确公立医院药品采购逐步实行"两票制"。2019 年 12 月 3 日,《国务院深化医药卫生体制改革领导小组印发关于以药品集中采购和使用为突破口进一步深化医药卫生体制改革的若干政策措施的通知》规定,开展"两票制"实施情况常态化监管。至此,全面并常态化推广"两票制"的趋势已经十分明朗。

1."两票制"政策下基本药物配送现状

随着"两票制"政策的推出,医药流通企业必须承担药品推广、分销,资金推进等多种功能。非法分销公司、个人和小型流通企业不能履行药品经营许可证的职能,将被取消。因此,基本药物流通企业的选择尤为重要。本部分统计了全国各省(区)发布的关于基本药物分配情况的文件,并对基本药物流通公司的选择方法进行了分类(见表 1)。

表 1　部分省(区)基本药物配送企业遴选办法

省(区)	遴选办法	遴选方式	配送企业数量
江苏	根据经销规模、配送和仓储能力、售后服务、服务质量、社会声誉、药品管理信息化水平、运行状况和不良记录,选择省级公司进行招标	省级组织招标,按市为单位综合评审遴选	择 1~2 家公司负责该地区的基本药物分销服务

---

① 张勤,姜云平,郑咏池,等.医疗机构药师干预促进合理用药管理的系统评价[J].中国医院药学杂志,2015,35(14):1327-1332.

续表

省(区)	遴选办法	遴选方式	配送企业数量
福建	通过食品药品监督管理局认定后,可以接受委托经销。接受中标生产企业委托配送的经营企业,必须承担所委托中标品种在本行政区域内所有实行药品集中采购的医疗机构的配送任务,禁止跨行政区域分配,省级组织招标	省级组织招标,按市为单位综合评审遴选	每一中标品种限选一家
浙江	定量评分满分 100 分,全部采用客观指标,并由医疗机构投标选择配送商	省级组织招标,按市为单位综合审评遴选	定量评价前 50%;定性评价前 20%
云南	专家按照"配送企业遴选标准"综合审评。各市(州)结合实际,组织遴选本地区药品配送企业,省级组织招标	省级组织招标,按市为单位综合审评遴选	省级遴选药品配送企业9家
江西	升级配送企业入围的评选方法,采取综合满分制评价的方式,其中,客观指标分为 80 分,服务质量和信誉分为 20 分,省级组织招标	省级组织招标,分省地两级综合遴选	升级配送企业中评审出 3 家配送企业;每市确定 2 家省级、1 家市级
安徽	2009 年底前在安徽省内注册的具有独立法人资质的药品批发企业,信誉良好,具备物流网络信息系统	省级组织招标,分省地两级综合遴选	省级 1~3 家;每市 2~5 家
湖北	所有参与投标企业按照"湖北省基本药物配送企业资格评分标准"评分,依得分高低排序选取	省级组织招标,分省地两级综合遴选	省级 10 家,各市级 1 家
新疆维吾尔族自治区	按照新疆维吾尔自治区出台的《基本药物采购监督管理办法(试行)》评分,依得分由高到低排序选取	省级组织招标,分省地两级综合遴选	选取前五名
辽宁	各市药品集中采购,工作领导小组依据企业申报条件、评分细则、配送区域、配送能力等遴选	以市为单位组织招标	沈阳、大连 20 家以下,其余各市 8 家以下
陕西	配送公司的选择方法由省药监局"三统一办"制定	以市为单位组织招标	榆林市 4 家、铜川市 4 家、宝鸡市 4 家、商洛市 3 家、咸阳市 2 家
湖南	依据物流配送能力、销售规模、服务半径等因素确定配送企业	省级统一招标确定	未规定
四川	发布遴选公告,符合资格的企业提交申请,专家进行评审	以市为单位进行招标	未规定
黑龙江	省卫生行政部门组织工商、药监等部门对配送公司的资质进行审查。地方卫生行政部门选定省级组织从符合条件的企业中招标	省级组织招标,分省地两级综合遴选	一个行政区域内一家配送企业
内蒙古自治区	发布遴选公告,符合资格的企业提交申请,专家进行评审	以市为单位进行招标	每市情况不同

(资料来源:各省(区)卫生行政部门网站)

　　根据规定,中标的基本药物应当由中标的生产企业进行配送,但是实际操作过程中很难真正达到这样的要求。基层医疗机构地域分布广、数量庞大,中标企业不能做到对每一家基层医疗机构都进行独立的配送,尤其是对一些偏远农村、山区的基层医疗机构,更是难以完成配送的要求,所以中标企业往往会通过一些医药流通企业、经营企业进行配送,主要有以下两种情况:

(1)主管机关出具遴选通知书,明确基本药物分销标准。如果相关企业通过相关资格审查,可以成为基本药物分销公司,负责为医疗机构提供基本药物。这种模式有利于分销公司与医疗机构之间的双向选择。但是该模式下配送企业数量较多,可能造成同质化竞争和资源浪费。

(2)主管部门综合考虑药品配送企业能力,制定配送商遴选规则,最后基本药物统一配送企业是专家从合格的分销公司中选择出来的。这种集中配送的模式大大减少了配送及管理的工作量,但也极易引发垄断问题。

2.配送监管

正式规则的制定可以补充和加强道德约束的有效性并降低监督成本。在基本药物的配送管理方面,各个省(区、市)均出台了有关基本药物配送工作的监督管理制度,凭借公共政策的强制性,保障药品及时配送。

(1)签订委托配送合同

我国绝大部分地区对药品的委托配送相关事宜都已出台了相对规范的配送协议,对具有基本药品经销资格的药品经销企业提出了严格要求,并将与基本药品生产企业签订的委托经销协议提高到法定的水平[1]。

(2)规定供货时限

为了限制委托流通企业的分销行为,提高药品流通效率,中国多个省(区、市)都对流通时间进行了规定。例如云南省规定,不论节假日还是正常工作日,普通药品须在48小时内送达,急救药品的配送则不能超过8小时[2];贵州省对于一般药品的配送要求与云南省的要求相同,对急救药品的配送要求比云南省的要求更加严苛,要求其必须在4小时内完成配送[3]。

(3)制定考核办法

为保障中标生产企业的合法利益,避免操作失范行为的出现,维护基本药物统一配送秩序的严肃性,各省(区、市)陆续出台了药品流通企业评估办法,明确了营运中的采购数量、分配支付数量等。有些省(区、市)还出台了减分规定,即所得分数与医疗机构的绩效考核结果、综合管理目标挂钩(见表2)。

① 宁博.基本药物流通政策的理论、实践与效应研究[D].济南:山东大学,2014.
② 陈永法,辛颖.我国基本药物配送对药品供应保障安全的影响[J].上海医药,2014(15):66-72.
③ 饶君凤.3种基本药物配送方式比较[J].中国药房,2010(8):703-705.

表 2　部分省份基本药物配送工作考核办法

考核办法	省份	细节
信息公示	安徽 山东 江西	对药物配送及时率信息进行公示
积分考核	湖北	针对配送率、入库率及其他伴随服务等关键性指标进行赋分,并详细列出计算方法,对一个采购周期内诚信积分过低企业进行重新筛选
末位淘汰制	甘肃	建立基本药物末位淘汰制度,对药品配送率指标排名靠后的中标企业做出警告,计入不良记录,甚至取消中标资格
"黑名单"制	山东 浙江	对中标企业和统一配送企业建立"黑名单"制度,受处罚企业两年内不得参加该省药品集中招标采购工作

(资料来源:各省份卫生行政部门网站)

四、强制性规定基本药物配备率

国家卫计委于 2014 年 9 月发布《关于进一步加强基层医疗卫生机构药品配备使用管理工作的意见》,对基层医疗机构配备使用政策做出调整,规定在国家基本药物制度推进实施过程中,要始终坚持公立基层医院全部配备使用基本药物,鼓励县及以上公立医院使用基本药物,逐步推进二级和三级医疗机构部署和使用基本药物。2019 年 9 月,国务院办公厅发布了《关于进一步做好短缺药品保供稳价工作的意见》,要求不同等级公立医疗机构基本药物配备品种数量占比原则上分别不低于 90%、80%、60%。为了更好地满足群众的用药需求,确保药品及时供应,各级政府依据上述意见的要求对本辖区内的基本药物配备情况做了一系列规定。本部分收集和整理了各省(区、市)发布的各级地方医疗机构基本药物比例要求,详情见表 3。

表 3　各省(区、市)基本药物配备要求

省(区、市)	文件	基本药物配备要求	出台时间
重庆市	《关于进一步加强公立医疗机构基本药物配备使用管理工作的通知》(渝卫发〔2019〕28 号)	各级各类公立医疗机构基本药物采购金额占药品采购总金额的比例: 三级综合医院:≥30% 二级综合医院:≥40% 基层医疗机构:≥50% 各级中医院(含中西医结合医院)中药饮片采购金额纳入统计范围,比例要求比照同级别综合医院 各级专科医院中公共医疗救治中心、口腔医院、肿瘤医院、儿童医院、康复医院、煤炭医院、骨科医院:≥20% 三级妇幼保健院:≥20%,二级妇幼保健院:≥30%; 精神卫生中心:≥60%	2019 年 7 月

续表

省(区、市)	文件	基本药物配备要求	出台时间
河北省	《关于进一步做好药品集中采购有关工作的通知》(冀卫发〔2014〕33号)	基本药物采购金额占药品采购总金额比例： 乡镇卫生院：≥80% 城市社区卫生服务机构：≥70% 二级医疗机构：≥30% 三级医疗机构：≥15%	2014年8月
山西省	《基层医疗卫生机构基本药物使用管理办法》	基层全部配备、使用基本药物 基层非目录药品销售额不应超过基层医疗卫生机构药品销售额的30%	2010年5月
辽宁省	《辽宁省人民政府关于完善国家基本药物制度的实施意见》(辽政发〔2019〕22号)	基本药物数量比例： 公立和纳入基本药物制度管理的非公立基层医疗卫生机构、村卫生室：≥80% 二级综合医院：≥65% 三级综合医院、专科医院及妇幼保健院：≥53%	2019年7月
黑龙江省	《关于进一步加强公立医疗机构基本药物配备使用管理的通知》(黑卫药政规发〔2019〕14号)	国家基本药物配备使用品种数量和金额比例： 村卫生室：≥90%和≥80%， 基层医疗卫生机构：≥70%和≥60% 二级综合医院及中医院：≥45%和≥35% 三级乙等综合医院及中医院：≥40%和≥30% 三级甲等综合医院及中医院：≥35%和≥25% 专科医院及妇幼保健院：下调5%	2019年7月
江苏省	《关于进一步加强医疗卫生机构基本药物配备使用管理的通知》(苏卫药政〔2019〕4号)	各级医疗卫生机构配备基本药物产品数量占本单位药品配备产品总数的比例、销售基本药物的金额占本单位全部药品销售总金额的比例： 基层医疗卫生机构[包括社区卫生服务中心(站)、乡镇卫生院和村卫生室]：≥50% 二级综合医院和中医院：≥40% 三级综合医院和中医院：≥30% 专科医院：下调5~10个百分点	2019年8月
浙江省	《浙江省卫生健康委等七部门关于完善国家基本药物制度的实施意见》(浙卫发〔2019〕41号)	基本药物的总金额占采购使用全部药品总金额的比例： 三级甲等综合医院及中医医院：≥20% 三级乙等医院：≥25% 二级甲等医院：≥30% 二级乙等医院及基层医疗机构：≥40% 妇产专科医院：≥20% 儿童专科医院：≥20% 肿瘤专科医院：≥15% 口腔专科医院：≥25% 县域医共体内全部成员单位各自按牵头医院使用比例控制	2019年8月
安徽省	《安徽省人民政府办公厅关于完善国家基本药物制度的实施意见》(皖政办〔2018〕59号)	采购国家基本药物金额占总采购金额比例： 三级医疗机构：≥20% 二级医疗机构：≥30% 基层医疗机构：≥70%	2019年1月

续表

省（区、市）	文件	基本药物配备要求	出台时间
福建省	《福建省公立医疗机构基本药物配备使用管理办法（试行）》《福建省关于贯彻落实国家基本药物制度的实施意见》（闽政办〔2019〕10号）	基本药物使用金额占全部药品使用总金额的比例： 省属和市属三级综合医院：≥25% 二级综合医院、县级综合医院：≥35% 基层医疗卫生机构：≥40% 同级别专科医院：下调5% 同级别中医类医院：参照综合医院要求执行	2019年6月
新疆维吾尔族自治区	《关于进一步加强基层医疗卫生机构基本药物配备使用管理工作的补充通知》（新卫药政函〔2015〕50号）	政府办基层医疗卫生机构实施国家基本药物制度个数1097个，实施乡村一体化管理并具备基本医疗服务能力的村卫生室基本药物制度个数8733个，实施乡村一体化管理并具备基本医疗服务能力的村卫生室实施国家基本药物制度覆盖率100%，基本药物品种配备≥120种	2019年4月
江西省	《江西省医疗机构基本药物配备使用管理办法》	使用基本药物的品种数量和金额占本机构药品使用目录和药品使用总金额的比例： 政府办基层医疗机构：≥55% 二级综合性和中医医疗机构：≥40% 三级综合性和中医医疗机构：≥30% 各类专科医院：≥下调10%	2019年8月
山东省	《关于进一步加强公立医疗机构基本药物配备使用管理的通知》（鲁卫药政字〔2019〕4号）	基本药物配备使用品种比例： 三级医疗机构：≥30% 二级医疗机构：≥40% 基层医疗机构：≥50% 基本药物销售额占销售总金额比例： 三级医疗机构：≥30% 二级医疗机构：≥40% 基层医疗机构：≥60%	2019年8月
河南省	《关于完善国家基本药物制度的实施意见》（豫卫药政〔2019〕1号）	基本药物使用金额占药品使用总金额的比例： 基层医疗机构：≥70% 二级综合医院（含中医院）：≥50% 三级综合医院（含中医院）：≥30% 专科医院：适当下调	2019年5月
湖北省	《转发国家卫生健康委员会　国家中医药管理局关于进一步加强公立医疗机构基本药物配备使用管理的通知》（鄂卫通〔2019〕25号）	三级医疗机构：配备基本药物品规比例不低于35%，使用基本药物金额比例不低于30% 二级医疗机构与基层医疗卫生机构：配备基本药物品规比例和使用金额比例均不低于60% （各地评估时，三级专科医院使用金额比例可适度下调5%，二级专科医院使用金额比例可适度下调5%~10%，但所有公立医疗机构配备使用比例须逐年提高）	2019年5月

续表

省(区、市)	文件	基本药物配备要求	出台时间
湖南省	《湖南省卫生计生委关于进一步调整完善医疗机构药品配备使用政策的通知》(湘卫药政发〔2018〕1号)	基本药物配备使用金额占比： 三级公立医院：≥25％ 二级公立医院：≥40％ 基层医疗卫生机构：≥70％ 专科医院：适当下调	2018年5月
广东	《关于印发整体推进国家基本药物制度的实施方案的通知》(粤卫函〔2019〕818号)	采购品种数占比： 基层(不含县级)：≥60％ 二级公立医疗卫生机构：≥50％ 三级公立医疗卫生机构：≥40％ 使用金额占比： 基层(不含县级)：≥50％ 二级公立医疗卫生机构：≥40％ 三级公立医疗卫生机构：≥30％ 专科医院适当降低比例	2019年6月
海南	《加强公立医疗机构基本药物配备使用管理八条措施》(琼医改办函〔2019〕11号)、《关于做好我省医疗卫生机构基本药物配备使用管理工作的通知》(琼卫药政〔2016〕5号)	基本药物销售金额占销售药品总金额比例： 二级综合医院：≥30％ 三级综合医院：≥20％ 中医院、专科医院及妇幼保健院应比照同级别综合医院下调5％。	2019年3月 2016年5月
陕西	《关于基层医疗卫生机构实施基本药物制度专项补助资金绩效考核的通知》(陕卫药政发〔2019〕29号)	基本药物配备率：基层医疗卫生机构基本药物配备比例不低于70％ 基本药物使用率：基层医疗卫生机构基本药物使用比例不低于70％ 药品网采率：基层医疗卫生机构在省药采平台上采购药品金额比例不低于95％ 备案采购率：基层医疗卫生机构在省药采平台备案采购药品金额不高于5％ 资金到位率：已拨付上年度专项补助资金的基层医疗卫生机构数不低于90％	2019年3月
甘肃	《转发国家卫生健康委国家中医药管理局〈关于进一步加强公立医疗机构基本药物配备使用管理的通知〉》(甘卫药政函〔2019〕120号)	三级医疗机构基本药物使用品规比不低于30％或金额比不低于20％ 二级医疗机构基本药物使用品规比不低于50％或金额比不低于45％ 基层医疗机构基本药物使用品规比不低于70％～80％、金额比不低于50％～55％(乡镇卫生院品规比和金额比不低于80％、55％；社区卫生服务中心品规比和金额比不低于70％、50％)	2019年3月
青海	《青海省推进药品和医用耗材集中采购和使用工作实施方案》(青药采联办〔2020〕3号)	基本药物配备品种数量占全部基药比例： 政府办基层医疗卫生机构：≥90％ 二级公立医院：≥80％ 三级公立医院：≥60％	2020年5月

续表

省(区、市)	文件	基本药物配备要求	出台时间
宁夏回族自治区	《2019年宁夏落实基层医疗卫生机构落实基本药物制度暨推进基层卫生综合改革项目实施方案》(宁卫办发〔2019〕153号)	社区卫生服务中心(乡镇卫生院)和社区卫生服务站(村卫生室)基本药物药品配置数量分别达到150种和50种以上,采购金额比例不低于本机构全年采购药品总金额的55%	2019年4月
四川省	《完善国家基本药物制度的实施方案》(川卫发〔2019〕31号)	国家基本药物占药品总金额比率: 三级甲等综合医院:≥25% 三级乙等综合医院:≥35% 二级甲等综合医院:≥45% 二级乙等综合及以下医院:≥50% 中医医院(含中西医结合医院):下调5% 专科医院、民族医院:下调10% 政府办社区卫生服务中心(站)、乡镇卫生院:≥55% 村卫生室:≥65%	2019年7月
广西壮族自治区	《关于进一步调整完善医疗卫生机构药品集中采购和配备使用政策的通知》(桂医保规〔2019〕1号)、《关于进一步加强基层医疗卫生机构药品配备使用管理工作的通知》(桂卫药政发〔2014〕5号)	基层医疗机构配备基本药物(含增补)品种数和采购金额≥80% 国家基本药物目录和广西增补的非基本药物目录药品配备使用品种和采购金额占比要求是7:3	2019年4月 2014年10月
内蒙古自治区	《内蒙古自治区开展国家基本药物制度综合试点工作方案》(内卫办食药发〔2020〕53号)	基本药物配备品种数量占比: 基层医疗卫生机构:≥90% 二级公立医院:≥80% 三级公立医院:≥60%	2020年4月

(资料来源:各省(区、市)卫生行政部门网站通知)

第二节　基本药物供应制度的国外经验与比较分析

一、基本药物供应的国外经验:采购模式规范化,供应保障制度化

1. 各具优势的基本药物采购模式

WHO曾在《如何发展基本药物》一文中提出,药品采购步骤繁多,是一个涉及政府机构、药品生产方、药品流通方等众多利益相关者的环节。当现有的

政策、法规、体制结构不足以满足各利益相关者的利益需求时,基本药物制度的运行效率就会略显不足,严重时,甚至会阻碍整个医药市场的有序发展。但如何调整政策、法规、体制结构以协调各利益团体,如何调整采购系统、定义政府部门的角色却没有统一定论。各国由于卫生系统结构不同,经济发展水平各异,在基本药物采购模式上也存在很大差异。本研究对各个国家及地区的基本药物采购模式进行梳理,发现主流的药品采购模式有以下三种:

(1) 规范化的政府采购模式

政府采购模式是广大发展中国家和地区的基本药物采购主流模式,其中最为成功的当属印度的德里模式。这是一种政府主导的集中采购模式,德里州卫生服务机构下设一个集中采购局(Centralized Procurement Agency,CPA),用来收集各医疗机构的采购数量[1]。为了保障基本药物的采购与配送有效进行,德里州还设立了一个特别采购委员会(Special Purchase Committee)专门对采购与配送事宜负责。特别采购委员会主席由非政府官员组成,包括七名政府官员(其中一名是卫生部秘书长)和三名非政府人员[2]。

"双信封"模型是德里模型中最独特和创新的部分。"双信封"采购过程中,投标人在竞争投标时,分别在两个信封中放置竞标产品的技术参数和报价。开标环节,先开技术参数标,只有当竞标产品的技术参数合格之后,才允许进入下一轮的价格竞争。表 4 为德里州对竞标企业的技术参数规定[3]。

表 4　印度德里模式质量保障体系

参标者要求	设定严格的参选标准
	直接从年营业额不低于 266 万美元的药品生产厂家购买药品
药厂检验	专门的专家组对厂商进行 GMP 检验
药品检验	抽取每种预交药品进行实验室检验(实验室需通过国家药品控制验收),发现不合格品将对厂商进行处罚

除了印度德里之外,还有很多国家的药品采购都是以政府为主导,如南非、津巴布韦、多哥等国家,本研究分析整理了各国药品采购特点,如表 5 所示。

---

① 黄鑫淼,刘继文,李静,等. 国家基本药物制度在新疆的实践及效果评价[J]. 新疆医学,2013(12):107-112.

② 刘庆婧. 我国基本药物集中采购制度分析[D]. 天津:天津大学,2010.

③ 同②.

表 5　南非、津巴布韦、多哥的政府采购经验

国家	采购部门	特点
南非	药品采购联盟	中央集权化。设立专门的药品采购部门,使用国家招标和国际招标两种形式,且民族制药企业具有招标优先权,建立信息化的采购系统①
津巴布韦	卫生部	在卫生部下设一个由政府出资的名为 NatPharm 的商业公司,由政府管理,NatPharm 公司负责为全国 1 300 家公立医疗机构采购药品②
多哥	国家药品采购中心	负责医院和诊所的基本药物采购。药品的采购通过网上招标方式进行,一般每 3 年进行一次,个别品种每年调整一次供货厂家③

卫生部门为主体采购的最大优势是采购过程相对规范化,政府主导的集中采购受到相应的法律法规严格的约束,而且具有较为成熟的采购流程,与一般的小商小贩交易方式大有不同。但该采购模式也存在严重的缺陷,政府采购行为的监管方同样为政府部门,当运动员和裁判是同一个人时,很容易触发不道德的采购行为④。

（2）灵活度高的医疗机构采购模式

以医疗机构为主体的药品采购模式具有高度的自主性。本部分以德国为例展开介绍,德国的采购主体一般为医疗机构的药房,采购对象则根据医院是否配备药房而定。对于配有独立药房的大型医疗机构,往往是直接从医药厂商采购所需的药物。未设有药房的医疗机构(例如小型医院)通常通过两种途径采购,一种是从另一家医疗机构的药房购买,另一种则是从药品批发商处购买。在德国还存在一种集团采购的模式,是由中型医疗机构联合起来组成的采购联合体,集团内各医院确定自己的采购数量,进行汇总,再向厂家汇报采购量⑤。与个人采购模式相比,这样的团购不仅可以增加与制药公司讨价还价的空间,

①　Parry C, Myers B. Beyond the rhetoric: towards a more effective and humane drug policy framework in South Africa[J]. South African Medical Journal, 2011, 101(10): 704, 706.

②　WHO. Annual report 2002: essential drugs and medicines policy[R]. Geneva, 2002.

③　Tchamdja E, Kulo A E, Akoda K, et al. Drug quality analysis through high performance liquid chromatography of isometamidium chloride hydrochloride and diminazene diaceturate purchased from official and unofficial sources in Northern Togo[J]. Preventive Veterinary Medicine, 2016, 126: 151-158.

④　Ottino G, Lebel D, Bussières J F, et al. Managing drug supply disruptions: perspectives in France, the United States and Canada[J]. The Canadian Journal of Hospital Pharmacy, 2012, 65(1): 37-42.

⑤　Philipsborn P V, Napierala H, Nohl-Deryk P, et al. Effects of Germany's new pharmaceutical pricing policy on access to medicines in European middle income countries[J]. European Journal of Public Health, 2014, 24(S2): 166-121.

通过带量采购获得优惠价,还可以节省每家医院的管理成本和采购时间[1]。在具体采购环节上,德国医院药房通常采用邀请厂家进行投标的方式进行[2]。邀约前,医院药房一般会组织人员到药企进行实地考察,检验其是否具备被邀约资格,主要考察该企业的药品是否符合国家生产标准和 ISO 9001 标准,并进行检测和试用。只有在指定的指标完全符合标准后,才会邀请公司进行投标。

除了德国之外,日本、泰国等国家也实行以医疗机构主导的采购,如表 6 所示。以医疗机构为主导的药品采购的主要优势是高度的准确性和灵活性。机构是药品的直接使用者,能够精确把握药品需求的数量、种类,并且可以随需随买。其缺点则是采购成本较高。一方面,为挑选合适的供应商或厂家,保证药品的质量,医疗机构将花费大量时间成本和金钱成本;另一方面,医疗机构联合体数目会直接影响采购成本,医疗机构数量过少难以以量换价,医疗机构数量过多则会加大有效沟通成本。

表 6　德国、日本、泰国的医疗机构采购经验

国家	采购部门	特点
德国	医院药房; 医院联合体	大型医院:从厂家单独采购;医联体采购 小型医院、药房:从大医院药房、批发处、医联体采购
日本	医疗机构	采购方式不限,形式多样 采用医疗机构联合体的集中采购模式,将能获得较高的折扣
泰国	医疗机构联合	省级集体议价制; 以省为单位,由各省的医生和药剂师代表组成采购委员会,确定省内医疗机构所需公共目录; 筛选合格的药企对药品进行报价,报价低的得标; 医院依照药品实际所需,向中标的企业采购药品

（3）高效率的第三方采购模式

以第三方为主体的药品采购模式主要存在于市场经济高度发达的国家及地区,最典型的代表是美国。与我国药品的零售市场不同,美国药品的零售市场有八成被零售药店所占据[3],进行采购时零售药房会同医院药房将处方需求集中起来,并将需求量报送给进行大量采购的第三方组织,让其同药品生产和

---

① Leopold C, Zhang F, Mantel-Teeuwisse A K, et al. Impact of pharmaceutical policy interventions on utilization of antipsychotic medicines in Finland and Portugal in times of economic recession: interrupted time series analyses[J]. International Journal for Equity in Health, 2014, 13(1): 1-9.

② Jung Y, Kwon S. The effects of intellectual property rights on access to medicines and catastrophic expenditure[J]. International Journal of Health Services, 2015, 45(3): 507.

③ 吴海侠. 论我国零售药店的市场营销策略[J]. 科技创业月刊, 2008(5): 50-51.

批发企业进行谈判购买①。美国的第三方机构主要有 PBM（Pharmacy Benefit Management，药品福利管理机构）和 GPO（Group Purchase Organization，团购组织）等。

PBM（药品福利管理机构）是周旋于药企、医院及保险部门间的一种角色。现阶段，美国的私人药品采购计划几乎被 60 家大的 PBM 垄断。PBM 的采购流程是：首先与雇主进行商谈，确定药品采购的目录；进而与制药厂商之间展开有关药品价格的谈判；最终帮助雇主完成与制药企业的交易。PBM 通过收取该过程中的中介费用和折扣赢利。现阶段，PBM 的药品采购操作多借助网络工具进行，大大提高了工作效率，节省了时间和精力。

GPO 是典型的营利性机构。它收集各种医疗机构或其他医疗服务提供商的采购需求，并利用组织成员的集体购买力，通过整合购买力并使用杠杆作用与生产商、分销商和其他卖主进行议价。其采购涉及医院使用的所有产品，包括药品、医疗设备、手术用品、办公用品和餐饮。但是，GPO 不会购买任何产品，它们只是邀请供应商出价，会员可以从中标人处购买或自己找供应商。GPO 的采购流程与 PBM 类似，首先与其成员（主要为医院）商定购买合同，之后再与药品生产商、分销商以及其他供应者协商合同，最后由医院根据反馈回来的信息决定最优化采购目录。

由第三方主导的药品采购的优点是非常明显的。首先，第三方机构是一个专业组织，拥有大量的资源，相较于医疗机构自主采购，有效解决了信息不对称的问题；其次，第三方机构不属于政府机构，与委托方是合同关系，双方具有很好的制约作用，这样的模式不但更能发挥市场主体的作用，而且更有利于减少采购成本，这又会降低药品采购的价格，同时对提高采购质量也有积极意义；最后，第三方主导的采购模式效率更高，对促进资源的有效配置具有积极作用。

但是第三方主导的药品采购也有其不足之处。第三方采购组织具有利益寻租空间，如通过与制药企业之间达成更低的折扣赚取中间差价，使雇主不能获得最大的优惠②。

2. 完善而颇具针对性的药品供应保障机制

药品供应保障机制受到国家政治制度体制、经济发展水平、医药卫生体制

---

① Hu Q，Schwarz L B，Uhan N A. The impact of group purchasing organizations on healthcare-product supply chains[J]. Manufacturing & Service Operations Management，2012，14(1)：7-23.

② Ford O. GPOs could lower overall purchasing costs for hospitals[J]. Medical Device Daily，2011.

结构的影响。因此，发达国家和发展中国家的药品供应保障机制存在很大差异，但都有可借鉴之处。本研究分析整理了发达国家和发展中国家在药品供应方面的典型特征，择其要点，做以下归纳：

（1）发达国家药品供应保障体系特点

一是药品生产和流通企业市场集中度高。在医药行业，市场集中度与制药企业数量和规模以及医药行业整体规模密切相关。制药市场上的公司越多，规模越小，竞争越激烈，市场集中度越低；公司规模越大，行业比重越大，市场集中度越高。近年来，随着发达国家并购的兴起，制药行业的市场集中度也越来越高。

早在 2008 年，美国前三大制药公司占国内市场总量的 20.6%。随着药品批发企业的市场整合，医药行业已经形成鲜明的寡头型市场[1]。英国医药市场也同样表现为高度的集中化，国内销售额最高的前十种药品均被大型企业垄断[2]。在亚洲，同样是发达国家的日本医药制造行业的密集度也较高。随着经济全球化的加深，日本医药制造企业大规模地兼并、重组，并逐渐形成了多家具有国际竞争力和影响力的大型企业。

高度的市场集中化带来的是企业雄厚的经济实力、先进的科学技术、现代化的管理手段，这些优势均为药品的安全生产、及时供应提供了保障。

二是拥有成熟的医药零售行业。与药品生产和流通市场高度集中相反，发达国家的药品输送终端市场集中度低，竞争激烈。以美国为例，社会零售药房是美国药品销售终端的主体，可分为药品店（包括独立药房和连锁药店）、食品药品加盟店和综合商场。与国内的私人门诊和社区药房不同，美国的零售药店规模一般较大，通常具有多家分店，在网络信息高度发达的背景下，零售药店之间的药品信息畅通无阻，为用药者提供了优质便捷的服务。同时各种类型药店分布广泛，满足了患者获得药品的地理可及性。

（2）发展中国家药品供应保障体系特点

一是通过政策倾斜保障生产。生产是药品供应的先决条件。因此，政府（特别是发展中国家）已经开始使用公共政策来管理药品生产过程。处于政府干预生产和市场自由生产的中间状态开始在发展中国家广泛实施。例如，印度政府一方面通过税收优惠、技术指导、平行进口政策等措施促进本国仿制药的

———————

① Shi L Y，Singh D A. Delivering health care in America：a systems approach[M]. 3rd ed. Boston：Jones and Bartlett Publishers，2004.

② Bennett D，Yin W. The market for high-quality medicine[EB/OL]. Nber Working Papers，2014.

生产；另一方面，通过建立网络交易平台，帮助药品需求方与当地生产商建立联系，促进药品生产合同的签订。南非政府通过建立医药管理委员会，为本地生产企业提供优惠政策，并建立适应生产厂商的个性化需求政策，鼓励基本药物生产。阿根廷政府为了使基本药物能够充足供应，为药品生产企业提供了销路保障，通过促进国内的众多医药企业联合，组建药品生产联盟，签订有利于分配利润的供应协议，为基础市场制药企业提供市场保证。同时政府为基本药物生产企业提供了很多税收优惠，降低了其生产成本，增加了企业的竞争优势。

二是通过政策干预保证储运。在大多数发展中国家，药品流通领域的信息化、自动化和标准化程度还不成熟。完全依靠市场作用进行药品物流配送，极易引发供应不及时、偏远地区药品短缺问题。为保障国民的基本药品需求，政府往往会利用其绝对的法律权威，以规范化、法治化和程序化的手段，对药品储运环节进行干预。在巴西，政府规定药品配送工作以国有企业为主，重点解决私有流通企业难以满足的偏远地区的药品供应问题，并建立药物跟踪系统，对基本药物的配送采购状态进行监督，避免药品短缺问题的发生。在印度，政府通过中央部门管理药品库存，保证各级药品储备充足，通过国家药房满足应急药品的供应。在阿根廷，政府推行药品补助计划，参与补助计划的药品直接由中央库房发往指定的基层卫生机构，且每个省都设有专门的药品储存库，药品通过复合分布网络从中央流向各级卫生机构。此外，阿根廷有完备精细的药品政策相关法律条款，对各环节均做出规范化的规定，提高供应药品质量和可获得性[①]。

二、基本药物供应国内外实践经验的比较分析及其启示

基于上述对国内外基本药物供应保障模式的介绍可以看出，在保证药品供应方面，国际上典型的药品采购方式可归纳为三种，分别是"规范化的政府采购模式""灵活的医疗机构采购模式"以及"高效率的第三方采购模式"。2018年国家医保局成立以来，我国药品采购进入新时期，"招采合一，量价挂钩"的集中带量采购现已成为国内药品采购的主导模式，截至2022年2月，国家医保局已组织开展了六批药品集中带量采购。现阶段各省（区、市）仍在不断完善和发展药品招标采购机制，目前我国基本药物典型采购模式可按医药采购组织主体划分

---

①　刘丹，程静，张伶俐，等. WHO、印度、南非儿童基本药物目录与中国2012版基本药物目录的比较研究[J]. 中国循证医学杂志，2015(4)：393-402.

为国家组织药品集中采购、省级组织药品集中采购、省际跨区域联盟药品集中采购、药品集团采购模式(GPO 模式)、医联体采购模式五类。此外,部分地区还通过加强法制化建设、通过政策干预药品配送行为、建立药品生产供应的监测机制,对基本药物生产和分销公司采取补贴以及其他改善基本药物供应的措施。这些基本药物供应保障模式在保证药品及时供应方面均表现出一定的优势和不足,因此各个模式之间没有最优,只有最适。本研究在总结归纳各地基本药物制度的药品供应保障模式的基础上进一步对各种模式的优势及劣势进行对比,取长补短,为进一步优化基本药物供应保障提供思路。

1. 保障基本药物供应的及时性

在政府主导下借助相应的法律法规的严格约束是确保基本药物及时供应的有效措施。印度通过设立药品采购、储存和配送中心,召集投标人竞标基本药物目录上的药品。并在省级层面实行"双信封"集中招标采购模式,借助网络系统和药品信息数据库公开采购信息,保障药品采购的顺利进行。该模式最大的优势是采购过程相对成熟规范化,政府主导的集中采购受到相应的法律法规严格的约束,与一般的小商小贩交易方式大有不同。我国福建省在医疗保障管理委员会统筹管理下的基本药物供应保障模式以另一种形式展现了如何将供应保障工作规范化。福建省将省人社厅、卫计委、民政厅、物价局、商务厅等涉及医保的职能全面归拢,以相对独立的专门机构和专业化的队伍对采购工作进行精细化管理,在保证药品供应机制的规范性的同时还提高了机制运作效率。此外,政府的集中主导有利于相关政策的落实,从众多发展中国家的经验可以看到,政策的约束在促进基本药物生产、提高基本药物质量、满足人民药品需要、提高人民生活质量等方面发挥了巨大作用。

2. 保障基本药物供应的灵活高效

高效在很大程度上是由竞争引发的,市场主体的内部动力和竞争压力形成一种强制力,迫使市场中的主体不断改进技术,改善管理,节约社会资源或劳动力消费,促进适者生存的资源不断优化。因此,在竞争环境的影响下,以美国为代表的第三方采购模式、我国以广东为代表的电子交易模式和以上海为代表的新型 GPO 采购模式均表现出药品供应的高效性,它对资源的有效配置有积极的作用,主要表现为:一方面该模式是一个专业组织,拥有大量的资源,相较于医疗机构自主采购,有效解决了信息不对称的问题;另一方面,该药品采购实体不属于政府机构,与委托方有契约关系。这样的模式不但更能发挥市场主体的作用,而且更有利于减少采购成本,进而降低药品采购的价格,同时,对于提高采购质量亦产生积极意义。

但是福建省将分散在各部门的信息系统进行整合,建立了全省统一的医疗安全信息服务平台、医疗服务智能监管平台和药品设备阳光采购结算平台,也显著改善了以往由政府主导但政出多门、职能分散的药品供应模式。由此看来,如何在市场主导下的高效性与政府主导下的规范性之间寻找平衡点是探索集高效性、规范性和灵活性于一身的基本药物供应保障机制的关键。

3. 保障基本药物的有序生产配送

从各国及各地区基本药物供应保障工作中可以发现,全方位的保障措施既包含正向激励,也包含负向约束。

在正向激励方面,南非政府通过建立医药管理委员会,为本地生产企业提供优惠政策,并出台适应生产厂商的个性化需求政策,鼓励基本药物生产。阿根廷政府为了使基本药物能够充足供应,为药品生产企业提供了销路保障,通过促进国内的众多医药企业联合,组成药品生产联盟。印度政府一方面通过税收优惠、技术指导、平行进口政策等措施促进本国仿制药的生产,另一方面通过建立网络交易平台,帮助药品需求方与当地生产商建立联系,促进药品生产合同的签订。但我国在保障基本药物供应的激励机制方面还存在欠缺。基本药物由于其特殊的社会属性,必须价格低廉,保障供应。如果没有政策支持,各个环节的层层压价只会使廉价的基本药物变得质量低下,最终走向消亡。因此,中国有必要进一步完善基本药物生产和流通企业的补偿机制,确保基本药物生产和流通的可持续性。

在负向约束方面,基本药物政策的法治化建设及药品生产供应信息监测机制的完善是实现改革目标的有力保障。在包括中国在内的大多数发展中国家,医药流通领域的信息化、自动化和标准化水平还不成熟,完全依靠市场作用进行药品物流配送,极易引发供应不及时、偏远地区药品短缺问题。为此,巴西政府规定药品配送工作以国有企业为主,重点解决私有流通企业难以满足的偏远地区的药品供应问题,并建立药物跟踪系统,对基本药物的配送采购状态进行监督,避免药品短缺问题的发生。印度政府通过中央部门管理药品库存,保证各级药品储备充足,通过国家药房满足应急药品的供应。阿根廷通过完备精细的药品政策相关法律条款,对各环节均做出规范化的规定,提高供应药品质量和可获得性。由此可见,健全基本药物制度法制化进程,完成药品生产监管、储备信息监测、医疗机构实用信息等多方数据互联共享是信息化建设必不可少的功能,并逐渐成为国际惯例。

第三节　基本药物供应制度的现存问题及其成因

在 2016 年政府工作报告中，时任总理李克强反复提到"供给侧结构性改革"问题，中央提出的结构性问题直击各个行业的问题根源，医药卫生行业也不例外①。医药行业药品及时供应保证了疾病预防、诊断、治疗、康复能够有效进行，可有效提高人民用药的可获得性、可负担性和安全有效性，这符合维护人体健康的基本要求，也和习近平总书记提出的"要把人民健康放在优先发展的战略地位，以普及健康生活、优化健康服务、完善健康保障、建设健康环境、发展健康产业为重点，加快推进健康中国建设，努力全方位、全周期保障人民健康"②的健康中国目标是一致的。

基本药物供应体系是保障人民健康的重要防线，肩负着保护人民群众用药的重要使命。然而，我国当前的药品供应保障体系存在多处漏洞，难以有效保障人民健康、肩负起推进健康中国建设的重任。

一、问题表征：药品供给短缺与结构失衡

党的十八大提出要深化改革，促进中国特色社会主义制度的发展，推进国家治理体系和治理能力的现代化，让发展成果更多更公平地惠及全体人民，更好地保障和改善民生、促进社会公平正义。这是各行各业努力的方向，也是医疗卫生领域不断改革、不断前进应当遵循的方向。随着中国进入中等收入国家行列，人民财富增长，新型城镇化和人口老龄化进程加快，环境和生活工作方式发生变化。医疗保险覆盖面的扩大推动了医疗服务市场的快速扩张，医疗资源供应却未能跟上。这激发了基本药物供应领域的一系列的问题和矛盾，主要表现为供应总量不足下的基本药物短缺与供应结构失衡下的公平漏洞两个方面。

（一）供应总量不足下的药品短缺

保障基本药物供应是一项重大的资源分配项目。我国的医疗卫生服务体

---

① 2016 年政府工作报告（全文）[EB/OL]．[2016-03-17][2020-10-21]．新华网．http://www. gov. cn/guowuyuan/2016-03/17/content_5054901. htm.

② 习近平：把人民健康放在优先发展战略地位[EB/OL]．(2016-08-20)[2020-09-21]．http:// www. xinhuanet. com/politics/2016-08/20/c_1119425802. htm.

系经历了不同的发展阶段,已经初具规模,形成了以公有制为主体、多种所有制并存的二元城乡结构。然而,随着经济的发展,社会保障体系不断完善,城乡居民消费观念、消费结构差异加大。药品短缺已不再是面临改革开放前缺医少药,而是面临少量临床必需药品的质量问题和资源分配的效益低下的情况。一项对全国 24 个省(区、市)468 家医疗机构上报的短缺药品研究显示,468 家医疗机构中大多数存在药品短缺问题,上报的短缺药品达 779 种①。令人警觉的是,这种现象并不是少数。据不完全统计,我国廉价的基本药物每年断供甚至消失的品种可达十几种,以前家喻户晓的经典药消失的例子比比皆是,市场上形成"一药难求"的局面。例如,2010 年出现的红霉素注射剂短缺、2011 年出现的硫酸鱼精蛋白注射液短缺、2015 年的放线菌素 D 短缺以及 2017 年的国产巯嘌呤片短缺等②。廉价药的消失、药品断供问题的日渐常态化给人民的基本健康权造成严重威胁。

优化基本药物的供应机制,及时解决或避免药品短缺问题的发生始终是党中央、国务院高度重视的问题。中央深化医改工作组一再明确要求建立药品供应保障体系,密切关注药品短缺情况,采取有效措施解决基本药物供应问题。为此,《深化医药卫生体制改革 2017 年重点工作任务》还将完善短缺药品供应供给机制作为当年改革的重点任务。

(二)供应结构失衡下的公平漏洞

从福利经济学的角度来看,卫生资源配置的理想状态应该符合三个要求:一是确保每个公民都能公平地获得基本的健康权利并确保医疗资源的可用性。二是确保每个公民都能享受医疗服务,确保医疗资源的公平分配。三是确保医疗产品和服务提供者有足够的竞争来确保医疗资源的有效运作。上述章节提到,我国药品供应总量与需求之间的矛盾引发了药品供应短缺,威胁到居民药品需求的可及性。但与此同时,基本药物供应领域还存在着医疗卫生资源分配严重失衡的问题,严重阻碍了卫生资源配置的公平性和高效性。

基本药物制度的引入始于基层,要求所有基层医疗卫生机构全部配备使用基本药物,并实行基本药物的零差率销售。如此,医疗卫生机构便不能从药品销售中获利,全面实施基本药物零差率的医疗机构唯有依靠政府的财政补贴才

---

① 杜雯雯,徐伟,蔡功杰,等.我国低价药品可及性现状分析:来自全国 24 个省/市的实证研究[J].中国卫生政策研究,2018,11(3):72-77.

② 段传秀.廉价药消失的经济法学解析[D].北京:中国政法大学,2021.

能维持运营,保障药品的正常供应。但多地调查表明,政府的基本药物补助并不足以支撑医疗卫生机构在实施药品零差率之后的正常运营。一项针对四川省绵阳市 46 家基层医疗机构的调查研究显示,基层医疗机构医疗收支结余情况呈连年亏损状态,财政补助收支结余和药品收支结余仍弥补不了医疗亏损的缺口,需要政府加大投入[①]。在中国特殊的城乡二元结构中,农村许多医疗卫生工作者业务水平相对较低,医疗设备差。相反,绝大多数经验丰富的医生和高质量的医疗设备都集中在城市,造成城乡卫生资源的两极分化。目前,中国主要城市的卫生资源在总量或质量上的分布与发达国家接近。而很多偏远的农村地区还处于“缺医少药”的境地,在医疗卫生资源补助短缺的情况下,农村地区患者的药品可及性将面临严重威胁。刘倩等人在东、中、西部地区各选取 2 个省,每个省按经济发展水平高低选取 2 个县,共选取 12 个县调查乡村医生薪资情况,发现乡村医生的薪酬结构按其来源大致可分为一般诊疗收入(38.4%)、基本公卫补助(39.5%)和基本药物补助(22.1%)3 个部分,工资构成为4:4:2,东部地区工资明显高于中西部,且指出,基药制度实施以后乡村医生的收入降低了 30%～40%,乡村医生薪资水平相对较低[②]。

这种医疗卫生资源配置的失衡不仅带来农村地区、偏远地区基本药物可及性的进一步降低,还可能引发更深层次的社会医疗问题和资源浪费。一方面,医疗条件较差的区域内病人由于药品短缺问题会盲目涌向大城市、三甲医院就医,带来城区看病难、看病贵问题的进一步加剧;另一方面,由于医疗条件差的医疗机构无法满足人们对基本药物的需求而导致患者流失,从而造成医疗资源的浪费,进一步加剧了药品供求失衡的矛盾。如此恶性循环更不利于基本药物制度“保障居民基本药品需求”的目标,最终破坏公民享有平等公共健康的权利。

二、问题成因:基于供给机制的系统分析

通过本文对药品供应领域的问题分析,我们得出药品供应总量不足和供应结构失衡是药品供应领域存在的主要矛盾。基本药物制度作为解决人民药品需求问题的有效手段,目标就是针对性地解决这两大矛盾。就药品供应领域而言,消除药品供应短缺现象、弥补药品供应结构性失衡缺陷即为现阶段基本药物制度的主要目标。当前供应失衡问题产生的根源在供给侧,因此在药品供应领域,基本

---

① 秦权,张晓芬,李晓玲,等.绵阳市基层医疗机构基本药物制度执行状况调查与分析[J].中国药业,2018,27(14):93-95.

② 刘倩,李志远,宋若萌,等.我国乡村医生薪酬现状研究[J].卫生软科学,2022,36(6):3-8.

药物制度目标的着力点也应在供给侧。药品供应失衡问题牵扯到政府、医院、医生、患者、保险、药企等利益相关群体，各个群体之间相互关联，关系错综复杂，可谓牵一发而动全身。为进一步提高基本药物制度目标的可操作性，本书从剖析问题产生的根源着手，对制度目标进行分析、分解，为目标的实现提出国家基本药物政策更加一体化，以基本药物为突破口促进医保、医疗、医药协同发展和治理的理念。

在分析药品供应问题的原因时，我们从供给机制入手，系统分析法律保障机制、供应检测机制、企业配送机制、医疗机构运作机制以及政府资源分配机制等所凸显出的弊病与问题。在明确造成药品供应存在问题的原因的同时，指明药品供应领域基本药物制度的改革目标。具体来说有以下几方面：

（一）药品供给问题衍生的法律保障机制根源

药品供应问题事关公民健康权的实现，从药品生产到流通再到销售的冗长供应链中涉及多方利益相关主体。由于各方利益主体的利益诉求和立场各不相同，难免会出现矛盾与冲突，影响药品的正常生产、配备、采购工作，引发短缺问题。所有这一切问题的解决，都是在依法治国的背景下完成的，都必须依赖法律的手段和途径加以保障。

但是，我国基本药物政策合法化进程相对缓慢。尽管国务院和各级地方政府出台了诸多促进国家基本药物制度推行的政策，但这些政策的刚性不足，基本药物制度缺乏法律保障，从根本上导致制度实施不力，难以用国家强制力有效规范执行中存在的问题。因此，从基本药物制度着手，强化药品供应领域的法治化建设，对推进消除供应短缺目标的实现具有积极作用。

（二）药品供给问题衍生的供应监测机制根源

药品是守护人民健康安全的特殊商品，市场上药品供应量的多少、价格的高低，直接影响到居民的健康、社会的稳定。尽管中国已经颁布了相关的药品供应监管政策，并在一定程度上提高了药品供应的可持续性，但是，监测系统仍然不完善，缺乏必要的管理系统，监测机制因未随环境的变化发展而改进，从而使其难以发挥应有作用。

我国需进一步加强基本药物生产供应信息监测体系的建设，应及时了解基本药物生产情况，密切监控企业相关品种的产能变化，对可能出现的短缺产品及时监控和监管。主管部门应鼓励基本药物生产企业注册，改变独家生产的局面。如果某个品种的生产企业存在问题,应密切关注,避免出现药品短缺的问题。

(三)药品供给问题衍生的企业生产配送机制根源

作为一个以追求利润为目标的群体,药品制造商可以从药品生产中获益,这是决定公司愿意生产的关键。一般而言,由生产企业引发的药品短缺,归根结底是药品的利润过低引起的。由于基本药物遴选时充分考虑了药品的经济属性,绝大部分基本药物利润微薄,造成相当数量的生产企业降低生产意愿。同时,面对复杂的药品采购规则,生产企业也需投入大量人力、物力、财力,这增加了药品成本,也是目前有些基本药物在市场上难寻踪影的原因之一。

基本药物流通企业也面临基本药物价格普遍偏低、利润低的问题。这种情况下,药品经营企业就很难有足够的经济动力去积极配送。此外,自 2017 年开始,在国家宏观政策的指引下,多个地区开始推行"两票制",为遏制流通环节的加价,部分地区仅遴选 1~2 家企业负责本地区所有药品的配送,显著提高了药品配送企业的质量要求。但与高质量的药品配送要求相对的现状却是"小、散、低、乱"的行业特点[①]。此外,我国还有大量的偏远农村地区,由于交通不便利,流通企业很难有足够的网络覆盖能力保障其配送。因此,管理并维持这类地区的药品配送对相关企业的规模和效率要求较高,也极大打击了基本药物配送的积极性。

(四)药品供给问题衍生的医疗机构运作机制根源

2019 年 1 月,卫生健康委发布了《关于进一步加强公立医疗机构基本药物配备使用管理的通知》,规定基本药物配备使用是实施国家基本药物制度的核心环节,要求公立医疗机构逐步提升基本药物使用占比,强化基本药物的使用管理,开展基本药物评估检测等。为了更好地满足群众的用药需求、促进药品合理使用,各级政府依据相关政策的要求对本辖区内的基本药物配备情况做了一系列规定。但由于我国医疗机构的监督制约机制仍不健全,这一政策的实施并不均衡。一项对南京市二、三级医疗机构基本药物配备情况的研究显示,绝大多数医疗机构的基药配备使用情况都远低于省卫计委规定的目标,使规定失去了实际操作意义[②]。

---

① 应霄鹏.医药企业并购整合风险管理研究:以复星医药为例[D].杭州:浙江工商大学,2014.

② 马洁,张海涛,陶宜富,等.抗菌药物专项整治以来南京市二、三级医疗机构抗菌药物使用分析[J].药学与临床研究,2017,25(1):83-86.

第五章 基本药物制度在药品价格领域的实践与反思

第一节 基本药物价格制度的国内实践现状

疾病谱的变化和人口老龄化的进程加快致使很多家庭背负的医疗负担更加沉重,药品流通体制及法制不完善,折扣让利等非市场竞争行为造成药品价格攀升,这一系列因素都威胁着国民的药品负担能力。本部分整理了国家及地方层面上一些相对有效的缓解药品负担的政策措施,为后续的路径探索提供依据。

一、探索基本药物免费治疗

上文提到基本药物的免费供应已成为各国降低药品负担问题的主流措施。实际上,我国部分省(市、区)也已开展了相关实践探索。由于各省(市、区)自身经济、卫生保健水平、疾病谱的不同,基本药物免费供应的受益人群、药品范围、筹资与支付方式都存在差异。

1. 慢性疾病基本药物免费使用

2018 年 3 月 12 日,宁夏回族自治区卫生和计划生育委员会办公厅印发了《关于印发 2018 年全区药品供应保障工作要点的通知》。规定宁夏回族自治区将免费使用基本药物,通过财政补贴或医疗保险报销。鼓励有条件的市、县(区)选择基层慢性病防治基本药物作为公共产品。基本药物的免费使用可以通过财政补贴或医保补偿来实现,这将促进基本药物的公平。在宁夏考察这一政策时,我们可以看到,实行基本药物免费供应的病种并不是由上级指定的,而是由地区根据实际选择基层重点慢性病防治所需基本药物，这更贴近基层实际，符合患者需求。

2. 重症精神病患者的基本药物免费治疗

2013年，福州市卫生局、民政局、财政局联合下发了《福州市农村重性精神疾病新农合门诊优惠救治方案》(简称《方案》)。《方案》指出，自2013年7月1日起，福州市患重症精神疾病人群可以获得1800元/(年·人)的基本药物门诊补贴，而用于补助的这部分资金采取新农合全额支付的形式，超过免费治疗补助限额的部分则由救治医院承担。目前，福州市两家精神病试点医院首先施行新政，建立"基本服务包"药品目录，目录包括全部能够向重症精神疾病人群免费提供的药品，现已有21种精神科药物和3种辅助治疗药物列入"基本服务包"。另外，对那些具有特殊治疗要求的患者，门诊费用不设置免费救治起付线，还能享受70%(新农合重大疾病保障)的补偿比例。近年来，福州市各级精神病专科医院每年收治的农村重症精神病人在5000名左右，60%左右是门诊治疗。2012年重症精神病患者门诊药费为2653元/人，90%以上属于药费支出。福州市出台的免费提供"基本服务包"药品的优惠政策，一定程度上实现了特困患者门诊治疗零自付，有效地引导康复期患者在门诊接受持续、规范治疗，能够降低患者病情反复性，减轻家庭压力。

3. 特殊疾病的全额保障

2011年初开始，浙江省台州市开始尝试推行基本药物免费供应。浙江省早期的居民体检调查发现，该地区居民高血压发病率极高，仅三门市就有56万人患病，患糖尿病的有13.75万人，患重型精神疾病的达到2万人。意识到这三种疾病的发病率较高后，政府开始在三门试点这三种疾病的基本药物全额保障，现全市已实现全覆盖。同时，台州市根据各个地区不同的用药特点，相应地对这三类疾病的免费药品种类做出调整。数据显示，台州市有4900万元左右的财政支出用于这三类疾病基本药物的全额保障。由于这一政策的推行，基层医疗机构的更多的患者都踊跃参与到慢病治疗中。另外，台州市还建立了比较完善的随访管理服务体系，近3.8万名高血压等疾病患者已直接从中受益[①]。

4. 免费口服药物发放

胶州卫生局在铺集镇中心卫生院最先开始试点免费口服药物治疗服务，主要针对人群为高血压、糖尿病患者，用于减少患者服药不及时、不规律、病情不

---

① 夏军芳. 老年人免费使用基本药物政策研究[D]. 济南:山东大学,2015.

稳定等常见现象。免费发放口服药物的具体操作流程为:由乡(镇)卫生院对患者进行资质审核,符合条件的予其便民服务证,获得服务证的患者就近在村卫生室登记便可领取免费药物①。该过程由乡(镇)卫生院医生负责定期对疾病控制情况及用药情况随访,预防患者不科学、不规范服药现象。胶州市实行的基本药物免费治疗服务,一方面实现了全程跟踪服务,另一方面提高了受益人群的健康意识。

除了福州市、台州市和胶州市外,还有很多其他地区也已有相关实践。例如,安徽、北京、上海等地主要为高血压、糖尿病和严重精神疾病患者免费提供基本药物。其资助方式包括专项财政资金、医疗保险协调基金和新型农村合作基金等形式。本书对各地区基本药物免费供应的特点进行了对比分析,如表7所示。

表 7　部分地区基本药物免费供应探索实践

地区	受益人群	机构	药品范围	资金筹集与支付
合肥市庐阳区	辖区内高血压、糖尿病慢病人群	基层医疗卫生机构	选择基本药物目录内药品	财政每年安排专项经费80万元②
北京市	北京户籍且相关医疗机构确诊为严重精神障碍的患者	定点医疗机构	在国家基本药物目录基础上遴选免费基本药品	由各区县政府负责保障,并纳入北京市重大公共卫生服务项目③
上海市嘉定区	嘉定区内参加合作医疗保险的高血压患者	部分社区卫生服务中心	八种降血压药品	政府财政投入④

二、优化基本药物医保支付机制

医疗保险机构是最重要的药品支付方。医生过量开药,开具高价药物,导致病人负担过重,同时也增加医疗保险基金的负担。因此,加强医疗保险部门对医疗处方的管理是控制药费不合理上涨的有效手段。医疗保险机构具有完

① 李玲.新医改的进展评述[J].中国卫生经济,2012(1):5-9.
② 裴婕,常峰,路云,等.老年人基本药物全额保障的经验及启示[J].卫生经济研究,2017(9):44-47.
③ 彭颖,何江江,王力男,等.国家基本药物免费供应国内经验及启示[J].中国卫生经济,2015,34(5):14-16.
④ 王力男,何江江,金春林.国家基本药物基层免费供应可行性分析:以上海市65岁以上老人为例[J].中国卫生经济,2015,34(12):98-101.

善的药品审查、医疗服务审查和费用审查功能。因此，提高药品的可负担能力应充分改善医保支付机制，最大限度发挥医保在支出控制中的作用，改变对医务人员、医院的激励约束机制，从而促进科学诊疗和合理诊疗的深入推广，减轻药品的负担，增加医疗费用的支付能力。

但是，中国各省（区、市）的医疗保险、医疗服务价格在机构改革前由不同部门负责管理，人力资源和社会保障部出台的医保政策与发展和改革委员会出台的价格政策关联不密切。此外，在医疗项目价格调整后，医疗保险政策不能及时跟进医保支付标准，也增加了人们的负担。由于部门多头管理，不能形成合力，为解决此问题，福建省率先对医药报销机制实施改革，由福建省政府办公厅发文成立省医疗保障管理委员会，将包括人社厅、卫生计划委员会、民政厅、物价局和商务厅在内的福建省医疗保险职能全部汇集在一起。新成立的省级医疗保险办公室负责制定医疗保障相关政策，监督管理医疗保险基金，调整医疗服务价格谈判，调节药品的采购和配送。成熟的价格谈判制度应当是在合理范围内最大限度地降低药价、保障谈判成果的有效落实和谈判机制的可持续运作[①]。

该模式最大限度地将管理资源进行优化组合，在实现"三保合一"的基础上，整合医疗保险行业的药品招标、物价部门的医疗服务定价、民政部门的医疗救助、人社部门的生育保险、商业部门的药品分销等医疗保险职能，解决医疗保险制度分散的问题，提高运营效率。将药品消耗品的采购、配送和结算功能纳入医疗保险，实行"招采合一"，加大药品生产经营企业和医疗行为监管力度，规范和调整药品价格，真正实现药品价格的有效控制。2018年，国家医疗保障局在成立后进行了一系列医保支付方式多元化改革，促进了以健康导向和价值导向整合的医药卫生服务发展。

三、加强药品流通环节管理

我国正处于全面推进"健康中国"建设、深化医改、实现全民健康的新历史时期。"三医联动"（医疗、医保、医药改革联动）改革作为深化医改的突破点，在国家多份重要医改文件中被反复强调将其提升至国家战略层面，已成为不可动摇的医改共识。其中，医药流通改革作为医疗改革重要环节，是深化医改成功与否的关键，也是学术界和各利益相关者共同关注的核心问题。

---

① 张海涛.构建医保药品价格谈判机制的研究[J].价格理论与实践，2017(10)：52-55.

　　2017年1月,国务院医改办会同国家卫计委等8部门联合印发《关于在公立医疗机构药品采购中推行"两票制"的实施意见(试行)的通知》,对"两票制"进行了明确的界定,即药品生产企业到流通企业开一次发票,流通企业到医疗机构开一次发票,并对视为生产企业的情况和不视为一票的情形予以明确的划分,同时对于一些不执行两票制的特殊情况和药品进行了规定。例如,放宽生产企业定义,由国内药品进口和药品生产企业的总代理公司设立的经营公司,只销售公司的药品,药品上市许可持有人合规委托负责药品销售的生产企业或经营企业代为销售药品的,视同生产企业。向偏远山区基层公立医疗机构出售药品的制药公司,可以在"两票制"的基础上另行开立购销发票;需要紧急配置药品的灾害、流行病、重大事故等突发事件除外。至此,国家标准的"两票制"概念及范围已经明朗,一些还未制定明确的"两票制"实施方案的地区有了明确可参考的标准。本研究将各省(区、市)推行两票制的时间及实施范围进行了梳理(见表8)。

表8　全国各省(区、市)"两票制"落实情况

执行时间	地区	实施范围
2012年7月	福建	全省 + 三明联盟
2016年11月	安徽	全省(偏远地区可再开一票)
2016年12月	重庆	全市
2016年12月	青海	全省(偏远地区可再开一票)
2017年1月	陕西	城市先行,县、镇、村适时推行
2017年5月	山西	全省(偏远地区可再开一票)
2017年6月	宁夏	全区
2017年8月	辽宁	全省
2017年9月	天津	全市
2017年5月	黑龙江	全省(偏远地区可再开一票)
2017年9月	广西	试点城市
2017年4月	四川	全省(偏远地区可再开一票)
2017年6月	吉林	全省(偏远地区可再开一票)
2017年4月	湖南	全省(偏远地区可再开一票)
2017年6月	甘肃	试点城市
2017年10月	云南	省级公立医院＋试点城市三级医疗机构

续表

执行时间	地区	实施范围
2017 年 5 月	海南	全省（偏远地区可再开一票）
2017 年 11 月	河北	全省
2017 年 8 月	浙江	全省
2017 年 7 月	内蒙古	试点城市＋全区三级医疗机构
2017 年 11 月	山东	试点城市
2017 年 12 月	上海	全市（郊区可再开一票）
2017 年 12 月	北京	全市
2017 年 12 月	河南	医改试点地区
2017 年 12 月	江西	试点城市
2018 年 1 月	湖北	全省（偏远地区可再开一票）
2018 年 4 月(预)	广东	全省（偏远地区可再开一票）
2018 年 1 月	新疆	全区（偏远地区可再开一票）
2018 年 1 月	西藏	全区（偏远地区可再开一票）
与药品采购同步	江苏	全省
与预报品采购同步	贵州	全省（偏远地区可再开一票）

［资料来源：各省(区、市)卫生部门通报］

目前，大部分地区都先后不同程度地响应了实施"两票制"的要求。总体而言，"两票制"最重要的意义在于减少基本药物流通，直接影响传统药品的销售模式和流通秩序。我国传统的药品分销模式为多级代理制，中间的环节较多，而"两票制"则打破了这种模式，使基本药物环节大大减少，同时增加流通行业的集中度，在"两票制"中幸存下来的流通公司必须承担多种职能，例如药品促销、分销和资金提升等。违法的流通企业，个人和小型流通企业不符合药品经营许可证规定的，不履行职能的，将予以淘汰[①]。流通环节的减少和行业集中度的提高有利于药品质量和价格的可追溯性，有利于监管，使得"挂票""走票"更加容易"浮出水面"。通过压缩药品流通环节，从而挤压药价水分，使基本药物价格得以控制，为基本药物的可负担创造了可行的实施环境。

---

① 张帆，王帆，侯艳红."两票制"下药品供应链的重塑和发展[J].卫生经济研究,2017(4):11-15.

第二节 基本药物价格制度的国外经验与比较分析

随着人口老龄化的加剧,医疗费用不断上升,药品负担逐渐成为个体和家庭致贫、返贫的主要原因。如何解决"看病难、看病贵"的问题,为国民提供负担范围之内的医疗服务和医疗产品,是各个国家及地区普遍面临的问题。针对这一情况,各国在扩大医保筹资、建立专门的医疗保险制度、提高基本药物的可负担等方面进行了积极的探索。

一、基本药物价格的国外经验:公共性药物服务,补贴式政府供给

1. 推动实现基本药物服务的公共性

国际上,基本药物的免费供应已逐渐成为各国的共同趋势,无论在发达国家还是在发展中国家都已有基本药物免费供应的先进经验。本小节选取了印度、澳大利亚、加拿大等影响效果显著的三个国家展开介绍。

(1) 免费拿药计划保障最基本药品的可负担

对印度民众而言,药品费用是一项相当高的支出。印度计划委员会的一组调查数据表明,1996—2006 年期间,印度的药品价格上涨幅度达到 40%。据印度计划委员会称,印度每年因病返贫人口约为 3 900 万人。2004 年,在印度的农村地区,因经济无法负担不能及时送医的病人大约占到 30%;在城市中,这一现象也不容乐观,因经济条件限制不能及时接受治疗的人达到 20%左右[①]。因此,印度较早地制定了国家药物政策,政策初衷一方面是发展本地医药制造企业,另一方面,是要控制药品价格,让人们能够以低廉的价格获得质量可靠的基本药物。

2012 年,全民"免费拿药"计划应运而生,该计划受到各方的一致好评,媒体更将其称为"颠覆性计划"。该计划规定,患者到公共医疗机构看病可享受免费药品服务[②],该计划运行的资金由政府支付,药品以政府招标的形式统一购买。为了实现免费药物惠及全民的目标,印度政府还制定了十分详尽的供应标准。在印度,约有 16 万个次级医疗机构、2.3 万个一级医疗机构、5 000 个社区医疗

---

① 姚东宁,邵蓉.德国药品参考定价制度对我国的启示[J].价格理论与实践,2014(9):58-60.

② 王丹平.印度"德里模式"对实现我国基本药物制度总体目标的启示[J].中国新药杂志,2015,24(10):1093-1095.

中心和 640 个区域医院。据当时印度相关部门预计,若这些医疗机构和社区医院均开始免费供应药物,至 2017 年,到公共医疗机构接受疾病诊治的民众应可超过全国人口的一半①。

(2) 优先保障困难人群的基本药品需求

药物福利计划(PBS)是澳大利亚医疗保健服务体系中最具特色和得到最广泛赞誉的项目。PBS 计划围绕着 PBS 目录展开运作,是由政府独立筹资、全额保障的药品供应体系。目前,PBS 目录中包含有 756 种化学名、2 800 多种商品名药品,药品数目大、种类多。为优先保障困难人群基本医疗需求,政府针对不同人群制定了一个定额的个人支付线,患者买每种药品时需先支付一定金额,超过的部分由 PBS 支付。

其中,共付款是患者支付 PBS 药物费用的金额。许多 PBS 药物的成本远远超过患者实际支付的共付额。从 2018 年 1 月 1 日起,如果患者有医保卡,患者一般每张处方支付大多数 PBS 药物最高为 39.50 美元,但对于老年人等特殊人群来说最高支付仅为 6.40 美元,剩余的费用由政府支付。在消费者首次购买由政府补贴的处方药时,药剂师可以向患者提供 1 澳元/处方的折扣。这不是强制性的,药剂师可以选择是否提供折扣。折扣共同付款的选项不适用于早期提供指定药物的处方。根据消费者价格指数,共付金额在每年的 1 月 1 日进行调整。

(3) 全民医保为国民药品可负担提供保障

加拿大实行全民医保制度,在该制度下,居民能够免费获得医院提供的初级卫生保健服务,其中包括免费的住院服务、医生服务和药品报销服务,但是患者购买的住院外药品或牙科服务则不包含在内。为避免免费医疗服务的滥用,除急症外,民众看病首先由家庭医生诊断,判定其是否需要住院治疗。对于仅需要药物治疗的患者,需要凭家庭医生开的处方到药店购买药物,药店会收取一定的药品费和给药费。如果患者购买了商业医疗保险,它也可以由商业医疗保险支付。对于需要住院治疗的患者,一切费用均由国家医疗保险负担,包括住院费用等一系列的医药费②。

---

① Bhushan S. System dynamics modeling-based analysis of combating counterfeit drugs supply Chain in India[J]. International Journal of Emergency Management,2017,13(1):19.

② Stanbrook M B,Killeen R M. Canada falls short on safeguarding its drug supply[J]. Canadian Medical Association Journal,2012,184(13):1449.

2. 以政府筹资补贴实现基本药物的供给

以政府补贴的方式降低药品负担是多数发展中国家的选择。以泰国为例，泰国有大约 6 400 万人口，每年国民的医疗保健费用约占 GDP 的 3.5%，其中药品的费用占据了医疗支出的 29.3%。为此，泰国政府为其公民提供各种形式的医疗保障服务。医疗保障体系主要由三大部分组成，其中，30 铢医保计划覆盖面最广，受益人数最多[①]。国家健康保险办公室负责 30 铢医疗保险的预算和支付。政府支付该项费用的标准是：门诊和预防为 700 铢/(年·人)；住院则是通过单病种付费的方式给予支付，每个病种的医药费用标准由国家保健办公室制定。对私立医院，不管门诊还是住院，均为人头付费的支付方式，门诊同公立医院一样的支付标准，而住院有所减少，为 451 铢/(年·人)，这种机制对减轻民众的医药负担起到了一定的作用[②]。

不同于发展中国家的政府的全民补贴模式，发达国家政府往往仅针对特殊群体进行补贴。例如，美国所实施的医保照顾计划(Medicare)保护以下几类人员：一是 65 岁及以上参加工作、社会保障时间超过 10 年的高龄人士；第二类是获得社会保险伤残津贴和社会福利保险，超过 24 个月的完全永久性残疾患者；三是患有晚期肾病的病人。

65 岁以上的美国老年人通常依靠政府的医疗保险计划来保证自己的医疗和医疗服务。医疗保险 A 计划：为老人提供整个住院期的医疗保险费用；医疗保险 B 计划：提供给老年人日常就医的保险，包括全身部位检查；医疗保险 C 计划：给老年人提供某些其他的保险，以进一步降低看病的负担，通常也被称为附加医保计划；医疗保险 D 计划：为老年人提供处方药的保险。老年人经常得到一些免费保险，但其他人需要支付一定的费用。美国一些药品的价格非常高，尤其是一些品牌药。有的患慢性病的老年人需要长期服药，因此药物的支出已成为老年人的相当大的负担。目前美国有 2 700 万老年人加入了处方药保险计划，也就是老年人处方药的保险，老年人加入该计划并非免费，不同的地区处方药的保险费也不同。例如，在加州，最低的处方药保险费是 24 美元/(人·月)，还有较高的为 53 美元/(人·月)。此外，政府每个月会为收入较低的家庭提供

---

① 王欣. 泰国 30 铢医疗计划及对中国新农合的启示[D]. 济南：山东大学，2013.

② Mobley L R, Amaral P, Kuo T M, et al. Medicare modernization and diffusion of endoscopy in FFS medicare[J]. Health Economics Review, 2017, 7(1)：13.

补助金，在加州，每个低收入家庭每个月的补助金为 28.99 美元[①]。

二、基本药物价格国内外实践经验的比较分析及其启示

在降低药品负担方面，国际上多数国家提供了免费基本药品，或是对特殊人群给予政府补贴，保障更多人能够负担得起药品费用。我国部分地区也进行了基本药物免费供应的探索，还通过加强流通环节监管、优化医保报销机制等手段解决利益驱动下的药价攀升和报销缺陷下的药品负担过重等问题。本研究在总结对比上述有益措施的基础上得出如下完善药品价格保障的启示：

1. 保障最困难人群的药品可负担

在资源分配上向弱势群体倾斜，优先保障困难人群的药品可及性是公平的体现，也是世界上许多国家的普遍做法。南非利用政府资金免费提供一级卫生机构使用的所有药物。对于艾滋病、结核和霍乱等特殊疾病，以及对 6 岁以下的儿童、孕妇等特殊人群，提供免费药品。巴西确定了 189 种基本药物在医院药房向民众免费提供，重点集中在高血压、糖尿病、哮喘等常见慢性疾病所需药品。巴西联邦政府以及州和市政府对所需的资金负责。澳大利亚实施药物补助计划，公立医院优先考虑免费提供药物给住院病人，并规定当退休人员和社会援助受助人（包括儿童）在 PBS 范围内购买药品时，不管药物的实际价格如何，每种处方只需付 4.6 澳元。

随着我国老龄化的推进，各个家庭中老年人带来的用药负担将不断增加。国家基本药物的免费供应是一项带有福利性质的政策，考虑到资源的效益最大化和卫生事业的公平正义，优先针对老年人群、贫困人群、慢性病人群提供基本药物免费供应体系，有助于进一步提高中国居民对药品的承受能力。

2. 保障基本药物医保支付的高效

医保报销比例、医保报销范围与医保报销的便捷性均会在一定程度上影响患者的药品可承受能力。实行全民医保制度的加拿大，居民能够免费获得医院提供的初级卫生保健服务，其中包括免费的住院服务、医生服务和药品报销服务。这种医保报销模式极大地减轻了患者的医疗负担，但国家需要承受巨大的财政压力。于我国而言，根据地方财政情况适当调整医保报销比例、医保支付标准则为更优选择。福建省医疗保险管理委员会全面指导、协调全省医疗保障

[①] Roemer M I. National health systems of the world[M]. New York：Oxford University Press，1991.

工作的模式,有效解决了医院、药品供应商和医疗保健部门之间的交叉债务问题,切断了医疗机构与药品经销商之间直接购销交易的利益链,有效发挥了医保在药品采购中的领导作用,为我国基本药物流通环节的进一步优化提供了有益参考。

3. 保障基本药物流通环节的价格合理

为解决医药流通行业的混乱局面,2016 年 4 月 26 日,国务院办公厅印发《深化医药卫生体制改革 2016 年重点工作任务》,建议全面医改的试点省要落实省内"两票制",积极推动试点城市公立医院综合改革实施"两票制"。2016 年 11 月 8 日,《国务院深化医药卫生体制改革领导小组关于进一步推广深化医药卫生体制改革经验的若干意见》再次明确公立医院药品采购逐步实行"两票制"。2017 年 1 月,国务院医改办会同国家卫计委等 8 部门联合印发《关于在公立医疗机构药品采购中推行"两票制"的实施意见(试行)的通知》。至此,全面推广"两票制"的趋势已经明朗。

诚然,两票制的推进有利于净化药品流通环节,降低流通混乱带来的药品加成。但目前部分省(区、市)仅在试点城市展开实施,实施范围及实施细则还有待进一步优化。此外,值得注意的是,推行"两票制"不是某个部门的责任,而是需要多个部门相互协作、相互协助。"两票制"与许多利益相关者有关,如医院、制药公司、流通公司等,其推广实施将牵动多方利益,政府部门起着关键的引导与监督的作用,只有多个部门协同合作,才能使"两票制"得以顺利、有效推行。

第三节　基本药物价格制度的现存问题及其成因

在 21 世纪,我国居民的患病模式开始发生重大变化。当前,我国既面临着发达国家存在的疾病健康问题,也面临着发展中国家存在的疾病负担问题。慢性病、重大疾病成为当前疾病的主要模式。在重大疾病未能得到有效控制的今天,高昂的药品费用已成为许多家庭"因病致贫"的主要原因。

一、问题表征:药价异常攀升且患者药负过重

为减轻居民的药品负担,我国政府自 1996 年起就对药品价格进行管制。至今,价格部门已经先后经历了 30 多次不同程度的药品降价。自新一轮医疗改革全面启动以来,又相继实施了药品零差率、药品省级集中招标采购等政策

措施。各种措施在一定程度上抑制了高价药物的出现,但仍未从根本上解决药价虚高的问题。基于大量文献研究和实地调研,本研究归纳了我国药品价格领域存在的主要矛盾。

(一)利益驱动下的药价攀升

药物价格的潜在推动者包括药物制造商、药物分销公司和依附于药物利益链的医疗人员。所有的利益相关人员都会从这条流通链中获利,导致药品价格节节攀升。有关调查显示,我国生产的药品成本约占出厂价的54%,就这点而言,我国的药品出厂价格是合理的,导致最终售价翻了几番的主要原因在流通环节和使用环节。现先就这两个环节的药品价格矛盾分别展开分析。

一方面是流通环节的层层加价。一些药品出厂价格仅为几块钱,但经过流通环节层层加价,到达患者手中的无数药品最终价格是制造商报价的几倍甚至几十倍。药价上涨幅度过大、出厂价格与零售价格差异过大是药品流通价格矛盾的主要表现。

另一方面是使用环节的需求诱导。在中国,患者的医疗费用构成中很大一部分是药品费用。相关统计数据显示,2010年中国综合医院门诊和出院病人的平均人均药费分别占医疗费用的50.7%和43.4%,远高于大多数发达国家药费占医疗费用的20%的水平。2016年,国务院新闻办公室发布的《发展权:中国的理念、实践与贡献》白皮书显示,1978年至2015年,国家卫生总费用从110.21亿元增长到40 974.64亿元[①]。其中药品费用攀升是医疗费用上涨的主要因素,医疗支出中药品费用占比过高已成为患者的共同感受。

(二)医保报销机制缺陷下的药负过重

我国虽然已建立起覆盖城乡居民的医疗保险体系,但从当前医保报销现状来看,我国的医保机制还存在许多不合理之处。一方面,医疗保险的实际保障水平还比较低,图5显示了我国2016年住院病例目录外药品金额占比,从图中可以看出,针对重特大疾病治疗的目录外药品金额占比较高,患者的诊疗自付费用负担过重,人们对重大疾病医疗费用负担沉重的反映仍然比较强烈,这一现象在一定程度上反映了基本药物目录所涵盖药物的不可及性。另一方面,对于低收入群体而言,自费医疗服务的比例较高,但报销比例仍然较低。相反,富

---

① 国务院新闻办公室.《发展权:中国的理念、实践与贡献》白皮书[Z],2016.

人享受更多的健康服务更容易。尹芹等人[①]的调查研究显示,城镇职工医疗保险的收益水平和收益率相当,当卫生服务需求相同时,富人的受益水平明显高于穷人,基本药物的补偿机制有待进一步创新。

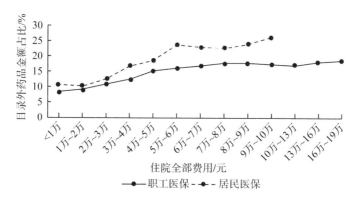

图5　2016年住院病例目录外药品金额占比

(资料来源:2016年全国医保住院患者抽样数据)

二、问题成因:基于药品流通和医保支付分析

长期以来,我国药价居高不下,群众的药品负担持续增长,药价虚高已逐渐成为加重居民经济负担的社会问题。通过上文对药品价格领域的问题分析,我们得出利益驱动下的药价攀升与报销机制缺陷下的负担过重是药品价格领域存在的主要矛盾。基本药物制度作为减轻人们药品负担的有效手段,解决这两大矛盾是基本药物制度的责任和目标。在这一部分的分析中,我们从剖析用药负担问题产生的根源着手,分析药价异常攀升和患者用药负担过重的问题成因所在,进而也能够明确基本药物制度在药品价格领域的改革目标定位。

(一)基于药品流通环节和药品使用过程的分析

通过对药品价格影响因素的观察和分析,本研究认为,造成药价异常攀升问题的根源,在于药品流通环节过于复杂和医务人员道德风险两个方面。具体来说:

一方面是药品流通环节过于复杂。药品流通体制改革以前,我国的药品是

---

① 尹芹,赵昌会,俞群俊,等. 城镇职工基本医疗保险住院费用拒付原因及对策:以昆明市某三甲医院为例[J]. 卫生软科学,2014,28(7):450-452.

由国家医药公司进行统购统销。在药品市场放开后逐渐演变成企业的自行销售，企业将产品发给经销人员进行分销，经销商之间层层获利，更甚者以贿赂、佣金等方式来竞争药品销售，如此愈演愈烈，药品价格也越推越高。患者从医院购得的药品需要经过"生产企业—全国总代理—省代理—市代理—批发公司销售部门—医院采办部门—医务人员"这一复杂的过程，众多的销售主体都想要而且能够从这个环节中获利。于是在流通环节中，医药企业还要再各自为谋，进一步攫取利润，采取虚报成本、哄抬定价等手段推销药品，开展恶性竞争，导致药品流通成本攀升。同时，药品销售中间商与医院处于同一利益链条上，已形成一个利益共同体，只要药价上涨，每个群体从中获取的利益都会变大，进而逐渐形成了一股推动药品价格上涨的合力，致使药价居高不下。因此，缓解药价虚高、提高居民药品可负担性、促进基本药物目标实现可从净化药品流通环节、严格管控药品流通秩序入手。

另一方面是医务人员道德风险的影响。上述问题分析中提到，我国患者医疗卫生支出中存在药品费用占比偏高的问题。作为医疗服务的直接提供者，医生是处方的开具者，他们具有患者医疗费用和药品比例的决策权。由于患者对医生的委托代理，医生拥有很强的处方自由决策权，即具有药品诱导需求的条件。早在1961年，罗默就提出了医药消费市场的诱导需求问题。罗默在他研究医院费用和床位供应的经验中发现，短期综合医院每千人的病床数与每千人的住院时间有正相关关系，这种现象被解读为"只要有床位就有病人来住"[①]。就医疗消费品市场而言，医疗产品和医疗技术水平不变，医疗服务提供者增加药品供应时，患者对药品的需求也增加。图6显示了罗默法则的结果，正常的情况下药品供给曲线S_0与药品需求曲线D_0相交于E_0。如果此时医生将供给曲线外移到S_1，其他条件保持固定不变，基于传统的新古典经济学的均衡分析，医疗服务价格会从P_0下降到P_1，供求量从Q_0增加到Q_1，即均衡点位于E_1。然而，在医疗服务市场，如果药品的供给曲线从S_0外移到S_1，预期将失去患者或收入下降的医生将运用他们的决定权去改变患者的药品需求，即患者的需求不在E_1保持稳定，而是会向外移动。如果D_1此时均衡数量增加到Q_2，而均衡价格略微下降到P_2，若医生诱导服务的能力足够强，就可能移至图中的D_2，均衡价格甚至可能上升超过初始价格。罗默法则揭示了药品供应市场中诱导需求问题的存在，基于诱导需求理论分析，医生存在为了创造更多的自身利益，利

---

① 吕国营.罗默法则的政策指向性[J].财政研究,2009(3):22-24.

用其开具处方的特权,诱导供给,增加患者的用药需求的动机和条件。另外,政府的财政投入有限,医疗服务项目受到严格的价格管制,由此带来的就是医疗负担中药品费用占比的攀升。基于以上分析,我们认为欲实现减轻患者医疗负担、提高患者药品可及性的目标,须事先防范医务人员的道德风险问题,遏制逆向选择行为的发生。

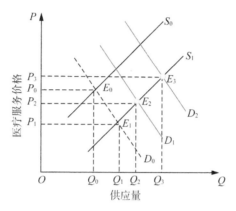

图 6　药品市场的罗默法则

(二)基于医保支付的分析

对于大多数患者而言,在每次医疗支出中所承担的药品费用并非药品的最终零售价,而是医院的销售金额减去医保报销部分后所剩的金额。因此,医保报销比例是影响患者药品承受能力的重要因素。目前,中国已初步建立覆盖城乡的医疗保险体系。但现阶段医保系统的药品费用分担机制依然有待完善,主要表现为以下三点:

首先,由于地区间经济发展不平衡、人们就医习惯不同,国家并未对各地的医保报销机制进行严格规定,部分地区为维持医疗保险基金的平稳运行,设定一定的起付线、封顶线。起付线有助于避免医疗资源浪费。但是,一旦起付线太高而封顶线太低,患者的自付费用率就会过高,这将增加患者的医疗成本。

其次,由于地区之间的政策差异,各地医保对基本药物报销比例不同,不同种类的医疗保险制度对基本药物的补偿水平也存在差异,患者的跨地区就医报销将会面临很多额外成本的支出。虽然目前部分地区已经开始着手解决这一问题,对医保系统进行对接,但改革的效果还有待实践的检验。

最后,医保报销目录和报销规则仍须进一步完善。在 2017 版医保目录出台前,我国并非全部基本药物都纳入医疗保险甲类目录,部分纳入医保目录的药品还处于医保乙类,有的甚至不在医保目录之内,包括部分基本药物在内的大部分药品费用还是由患者个人及其家庭承担,基本药物和非基本药物在一些地区报销的差距并没有明显拉开。实现人人药品可负担的基本药物目标还须进一步完善基本药物医保支付。

第六章 基本药物制度在药品使用领域的实践与反思

当前,中国在基本药物使用领域已经开展了多种形式和内容的政策创制与实践探索,并初步取得了制度化建设成效,形成了具有中国特色的药物使用实践特征。例如,在药物目录方面,以诊疗规范、临床诊疗指南和专家共识为依据,中西药并重,遴选应满足常见病、慢性病、应急抢救等主要临床需求,兼顾儿童等特殊人群和公共卫生防治用药需求;对基本药物目录实行定期评估、动态调整,调整周期原则上不超过 3 年;原则上各地不增补药品,少数民族地区可增补少量民族药。再如,在配备使用方面,基本药物目录内的治疗性药品,医保部门将符合条件的优先纳入目录或调整甲乙分类;对通过一致性评价的药品品种,按程序有限纳入基本药物目录,对已纳入的仿制药,鼓励企业开展一致性评价,未过评的逐步调出目录;鼓励医疗机构优先采购和使用通过一致性评价、价格适宜的基本药物。

第一节 基本药物使用制度的国内探索

一、出台增补性基本药物目录

尽管国家层面出台了《国家基本药物目录》,但由于不同地区之间疾病谱差异较大,各省在具体实践中均不同程度地出现了基本药物品种不足、无法满足群众用药需要等问题。鉴于上述情况,国家允许各省(区、市)根据国家基本药物目录进行适当增补。

表 9 提供了与 2009 年基本药物目录原始版本相比,各省 2012 版补充基本

药物目录的概况。江苏、安徽、青海、广东、重庆、贵州、新疆等省(区、市)基本药物添加后,基本药物品种增加幅度较大,新疆的品种已超过1 000种①(见图7)。

表9 部分省(区、市)2012版基本药物目录的增补情况

省(区、市)	增补年份	增补品种数量	可用品种数
青海	2013年7月	200	720
广东	2013年7月	278	967
山西	2013年9月	198	718
重庆	2013年10月	310	830
贵州	2013年11月	301	821
甘肃	2013年11月	206	726
江西	2013年12月	228	748
湖北	2014年1月	153	673
新疆	2014年2月	535	1 055
江苏	2015年11月	219	739

［资料来源:各省(区、市)卫计委通知］

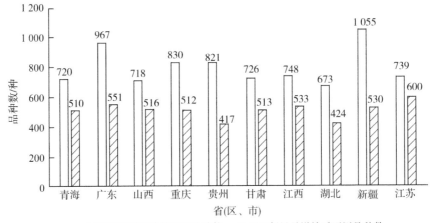

□2012版目录增补后可用品种数　☑2009版目录增补后可用品种数

图7 部分省(区、市)2009版增补目录与2012版增补目录对比

虽然增补数量不同,增补品种各异,但各省的增补目录均在不同程度上增强灵活性,提高基本药物使用率。在2009年版目录颁布以前,我国的基本药物

---

① 沈怡雯,张海涛,孟玲,等.江苏省基本药物增补目录变化趋势研究[J].中国药房,2016(36):5041-5044.

目录品种数高达 2 000 多种,是一种"多品种无增补"模式。基本药物目录过于臃肿,临床医师较难全面掌握基本药物信息,在临床诊疗时很难做到首选基本药物。针对这种情况,2009 年版基本药物目录颁布时,国家改用更为灵活的政策模式。各个省(区、市)可以选择符合本地区的气候特点、用药习惯的药物作为补充,使得增补更具合理性、针对性、实用性。同时,这种增补方式能够提高基本药物的使用率,原因在于遴选出的基本药物高度吻合当地医师和患者的用药习惯,便于指导临床用药。

表 10　国家基本药物目录中的中西药品种

版次	西药	中药	总数
1982 年	278	—	278
1996 年	699	1 699	2 398
1998 年	740	1 570	2 310
2000 年	770	1 249	2 019
2002 年	759	1 242	2 001
2004 年	773	1 260	2 033
2009 年	205	102	307
2012 年	317	203	520
2018 年	417	268	685

二、开展仿制药一致性评价工作

目前,虽然国内上市药品质量优良,但与国际先进水平仍存在较大差距。国家食品药品监督管理总局数据显示,中国有 16 000 种药品被批准上市,药品批准数量为 1 870 000 个。其中,化学药品批准达 121 000 件,其中大部分为仿制药。为了规范药品质量,确保人民群众使用基本药物的安全,2016 年 2 月,国务院办公厅印发了《国务院办公厅关于开展仿制药质量和疗效一致性评价的意见》,宣布仿制药质量和功效一致性评估正式启动。2018 年 3 月则进一步印发《关于改革完善仿制药供应保障及使用政策的意见》,提出"加快推进仿制药质量和疗效一致性评价工作,进一步释放仿制药一致性评价资源,支持具备条件的医疗机构、高等院校、科研机构等参与一致性评价工作,对临床使用量大、金额占比高的品种,有关部门要加快工作进度;对临床必需、价格低廉的品种,有关部门要采取针对性措施,通过完善采购使用政策等方式给予支持"。此后,国家食品、药品监督管理总局陆续出台了一系列符合性评估的技术要求和指导原则(见表 11),标志着一致性评估工作已进入实质性运行阶段。涉及仿制药合格评定的化学药品批准文号范围很广，对医药、医疗保险乃至整个医药行业产生巨大影响。

目前，国家大力推进仿制药合格评定工作，不断出台法律法规，研究仿制药合格评定遇到的问题和困难，并提出了一系列解决方案，如参比制剂遴选、备案、生物等效性(BE)试验单位的审批等。根据国家统一部署，仿制药合格评定的实施路径明确、规则明确，并投入了大量的人力物力，为仿制药质量效能一致性评估搭建了平台。

对于制造企业来说，一方面，仿制药品的一致性评估需要通过药品当量(PE)进行评估，有必要完成生物等效性(BE)和治疗等效性(TE)的评估。这两项任务都会增加公司的生产成本。虽然仿制药评价新政策将鼓励企业通过医保支付，对医疗机构采购和技术改造等方面给予优惠支持，但配套政策只能起到缓冲作用，不能完全解决合格评定带来的成本上涨问题。这使得部分规模小、运用成本低的基本药物生产企业放弃其一致性评价，一致性评价的推行在提升药品质量、保障人用药安全的同时，也带来药品断供风险的增加。如何促进基本药物一致性评价，协调好药品安全保障与可持续供应之间的关系应当是今后药品一致性评价工作关注的焦点。

表 11　仿制药一致性评价工作相关技术要求和指导原则

时间	技术要求和指导原则
2016 年 3 月	《普通口服固体制剂参比制剂选择和确定指导原则》
2016 年 3 月	《普通口服固体制剂溶出曲线测定与比较指导原则》
2016 年 3 月	《以药动学参数为终点评价指标的化学药物仿制药人体生物等效性研究技术指导原则》
2016 年 4 月	《药物溶出度仪机械验证指导原则》
2016 年 4 月	《人体生物等效性试验豁免指导原则》
2016 年 7 月	《关于研制过程中所需研究用对照药品一次性进口有关事宜的公告》
2016 年 8 月	《化学药品仿制药口服固体制剂质量和疗效一致性评价申报资料要求(试行)》
2017 年 2 月	《仿制药质量和疗效一致性评价临床有效性试验一般考虑》
2017 年 2 月	《仿制药质量和疗效一致性评价工作中改规格药品(口服固体制剂)评价一般考虑》
2017 年 8 月	《关于仿制药质量和疗效一致性评价工作有关事项的公告》
2017 年 9 月	《仿制药质量和疗效一致性评价受理审查指南(需一致性评价品种)》
2017 年 9 月	《仿制药质量和疗效一致性评价受理审查指南(境内共线生产并在欧美日上市品种)》
2017 年 9 月	《关于仿制药质量和疗效一致性评价工作有关事项的公告》

(数据来源：国家食品药品监督管理总局官方网站)

三、加强药师队伍能力素质建设

将基本药物作为临床首选,医疗机构愿意配备、医务人员愿意开具处方,是保障患者用得上、用得好基本药物的关键环节。我国执业药师制度成立较晚,但在 1995 成立到现在 20 多年的时间里,执业药师队伍已经超过 20 万人。然而,由于进入门槛较低以及缺乏再教育,我国执业药师的整体专业素养偏低。2011 年,国家颁布了《医疗机构药事管理规定》,规定医疗机构应定期聘用临床药师,临床药师仍须全力投入临床治疗,承担起监督医师用药合理性以及为患者合理用药提供咨询的职责。

近年来,我国临床药学的快速发展对提高药师质量起到了很大的作用。而且,大多数高等医疗机构已经开始提供临床药学服务。据调查,在国内 310 家医疗机构中,有 72% 的医疗机构配备专职药师监督临床用药[1]。目前,越来越多的医疗机构开始重视配备临床药师,尽管在短期内不能给医院带来直接的经济收益,但是它所带来的防患于未然、促进药品合理使用等社会效益是巨大的[2]。

药师数量问题已初步解决,但中国执业药师质量普遍偏低也是目前不容忽视的问题。首先,我国执业药师职业准入缺乏明确的医院和药房实践学习要求,只规定从事"药学工作",没有明确要求与临床相关,而且学历门槛过低,"最低中专"基本上包含了所有的学历层次。专业设定为药学和药学相关专业,过于宽泛。其次,我国临床药师继续教育和培养学制短,重理论、轻实践,具有随意性。从境外药师制度的梳理来看,国外临床药学教育学制较长,一般为 5 年制或 6 年制,而我国 4 年制临床药学本科无法真正完成学习内容,培养的毕业生缺乏临床工作经验[3]。国外一般安排至少 1 年临床实践,我国临床药学本科学生只有一年时间在医院实习。虽然我国临床药学学生有扎实的理论知识,但由于缺乏实践,导致理论不能得到很好应用。此外,国家缺乏立法层面对临床药师资格的认证,执业药师的培训制度仍有待规范。

四、开展合理用药培训

为巩固完善基本药物制度,2016 年 5 月以来,国家卫计委药政司先后支持

---

① 黑蕴红. 医务人员职业素质培养的思考[J]. 中国病案,2015(12):48-50.

② Yang L,Cui Y,Guo S F,et al. Evaluation,in three provinces, of the introduction and impact of China's National Essential Medicines Scheme[J]. Bulletin of the World Health Organization,2013,91(3):184-194.

③ 郭幼红. 卫生职业学校化学教育的实践与研究[D]. 福州:福建师范大学,2003.

新疆、吉林、贵州、云南、湖南、湖北、山西、重庆等省（区、市）的民族地区、连片特困地区开展基层合理用药培训工作，共计培训省级师资 1 100 余名。合理用药培训在各地开展态势如火如荼。本研究通过实地调研了解了江西省培训的具体模式，该模式形式丰富，针对设计，开展有序。

江西省的基本药物使用培训是由各级卫生行政部门抽调资金作为专门培训经费，专款专用，从对国家药物政策和基本药物制度等医改相关政策解读、基本药物合理用药政策措施、2012 版国家基本药物临床应用指南和规范、药品服务基本技能培训等几方面启动了医疗机构药品管理相关法律法规和初级卫生保健机构处方审查。具体的培训方式有：(1) 集中培训。二级及以上医院由各医院自行组织，培训结束后，要求组织院内考试并记录成绩。(2) 网络培训。依托健康报-医纬达网络视频在线学习平台开展。各级医疗机构药师当年度在健康报-医纬达网络视频在线学习平台完成相关培训课程。有关合理药物培训的具体细节见表 12。

表 12　江西省基本药物合理使用培训内容与方式

级别	对象	方式	人数	时间	内容
省级培训	药剂科管理者	省卫计委集中培训	1 人/院	1 天	国家药物政策、基本药物制度等医改相关政策解读 基本药物合理使用管理政策措施
市级培训	非基层药师	集中培训：医院组织，由各医院药剂科管理人员担任师资 网络培训：健康报-医纬达网络视频在线学习平台	20%药师2015 年培训143 人次	2 天	国家基本药物制度 基本药物合理使用政策 国家基本药物临床应用指南和处方集 10 门网络课程
	基层药师	集中培训：各市卫计委组织 网络培训：健康报-医纬达网络视频在线学习平台	20%药师2015 年培训 1 006 人	4～5 天	国家基本药物临床应用指南和处方集 药学服务基本技能培训 医疗机构药事管理相关法律法规 基层医疗卫生机构处方点评相关内容 20 门网络课程

（资料来源：江西省卫生和计划生育委员会官网及实践调研）

五、加强医务人员处方行为监督

在医药市场上，药品供应商（生产公司、运营公司）与患者之间的联系被医务人员切断。患者购买药品必须经过医务人员，生产企业销售药品也必须经过医务人员。这时医务人员就占据了医药市场中拥有信息优势和控制优势的有利位置,能够为自己谋取更多的回报。从诱导需求理论看,医生为了创造更多的自身利益,存在利用其开具处方的特权诱导供给、增加患者的用药需求的条件和动机。为遏制医务人员的逆向选择行为,降低诊疗过程中的道德风险,部分省(区、市)对医疗机构开展了处方点评工作。通过建立健全基本药物处方点评和监督制度,规范医师处方行为。

现以处方点评工作开展多年的江西省为例进行介绍。江西省卫计委制定了初级卫生保健机构处方评估工作计划,并成立了处方审查专家组,建立了医疗机构处方评估结果通知制度和奖惩制度。县卫计委对其辖区内基层医疗卫生机构的不合理处方进行了干预,并采取了不同程度的行政措施。大部分基层医疗机构都出具了不合理的处方。特别是医师开处方后药剂师没有检查处方就分配药物,或没有给患者使用说明,或没有有效干预不合理的处方。对此采取了教育培训和批评等行政措施,保留了行政文件处理记录。

江西省对于处方点评的措施,一方面是有效整合利用了各种培训资源,大力开展基层医务人员和药学人员合理用药知识培训与教育,成立专家组督促各医疗机构建立规范标准的处方点评体系,定期抽查处方点评结果,反馈处方质量改进意见;另一方面,随着科技的发展,一种审核处方药的自动化模型已逐渐建立起来,它涵盖了医院所有处方审查的细节,不仅包括使用处方药、抗生素、注射等的统计数据,安全药物模块也已添加不适当的联合治疗、重复给药、不相容性、不良药物反应(ADR)以及潜在的临床显著药物相互作用。

第二节　基本药物使用制度的国外经验与比较分析

一、基本药物使用的国外经验:药品遴选契合化,队伍建设规范化

1. 确保遴选药品与临床需求相契合

为了保证纳入基本药物目录中的药品符合临床需求,国际上通常要求进入基本药物目录的药品必须具备三个条件,即安全性、有效性、经济性。基于此要求,大多数国家或地区都尽可能地做到基本药物的遴选程序严谨、遴选标准客观、遴选过程透明。

(1) 遴选程序严谨,遴选标准客观

图 8 为 WHO 基本药物目录遴选程序,首先由申请者(主要为医药制造企

业）提出药品调整申请，调整申请包括调入申请、药品调出申请，以及药品变动申请。WHO 的药品遴选程序对药品调整申请规定了严格的要求，申请需要提供详细的资料，包括药品的可获得性、安全性，药物经济学的证据，与药物公共卫生应用相关的信息以及应用参考标准治疗指南，该药物在各种临床背景下的疗效和安全性总结，监管状态下的药品有效性总结等，提交申请的截止日期为世卫组织基本药物专家委员会会议前四个月。然后，由各利益相关者组成的审核部门对调整申请作出评价，基于多方考虑给出审核结果。审计工作由秘书处进行。在此期间，专家、WHO 其他相关部门、公众会对申请书和各种材料证据进行审核。评审结果要经过不少于 30 天的网上公示①。在专家评审的过程中，决定药品能否被纳入基本药物目录的最重要的因素是疾病负担、药效数据、成本效益等。参与评审的专家会依据申请人提交的材料并结合各方评论详细梳理出推荐理由，并且会按照相关标准对申请者提交的材料进行分级，从而形成不同级别的两类推荐信。最后，对所有专家评审进行审查，审查意见提交专家委员会讨论，最终建议提交给世卫组织总干事。通过 WHO 总干事批准调整的药品，批准报告和其他有关的信息便会立刻在网站上公示。

WHO 遴选程序和方法的全面性、科学性和先进性值得所有国家参考。这也是世界各国的药品目录遴选都会参考 WHO 的基本药物示范目录，并把它当作首选模板的原因②。

除《WHO 示范目录》外，澳大利亚的药物福利委员会（Pharmaceutical Benefits Advisory Committee，简称 PBAC）对 PBS（Pharmaceutical Benefits Scheme，澳大利亚药品福利计划）遴选和更新时也有其严格的遴选程序和要求③（见图 9）。

在巴西，选择基本药物的原则包括安全性和有效性、技术和治疗的多样性、健康需求和药物供应，每两年更新一次。最新的基本药物目录含有 869 种基本药物，2018 年的最新目录将包括至少 1 098 种药物④。巴西国家基本药物目录

---

① 邱鸿钟，王晓曼，梁瑞琼，等. 优化基本药物遴选模型和方法的建议[J]. 中国药房，2014,25(24)：2209-2211.

② 陈玉文，王帅. 谈国家基本药物遴选原则的有效落实[J]. 中国药事，2012,26(11)：1177-1182.

③ 赵绯丽，吴晶，吴久鸿. 澳大利亚药物福利计划可持续措施：基于 2015 年新一轮改革方案[J]. 中国医疗保险，2016(4)：67-70.

④ Graber N. An alternative imaginary of community engagement：state，cancer biotechnology and the ethos of primary healthcare in Cuba[J]. Critical Public Health，2018,28(3)：269-280.

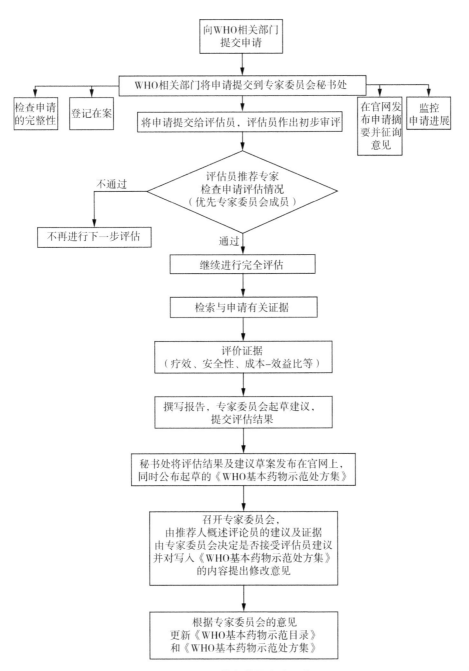

图 8　WHO 基本药物遴选程序

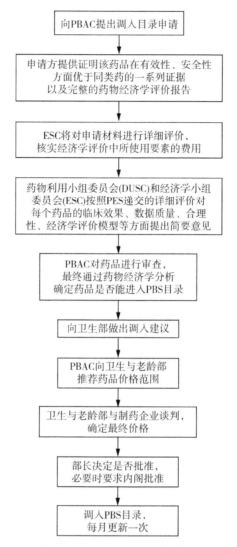

图 9　澳大利亚 PBS 目录遴选程序

①PBAC（Pharmaceutical Benefits Advisory Committee）澳大利亚药物福利咨询委员会；② ESC（Economics Sub Commitee）药物经济学小组委员会；③DUSC（Drug Utilisation Sub Commitee）药物利用小组委员会；④（Pharmaceutical Benefits Scheme，PBS）澳大利亚药品福利计划

是一个指示性目录，每个城市都可以根据城市的流行病学特征开发自己的目录。但 2018 年发布的目录则将巴西统一卫生系统（Sistema Unico de Saude，SUS）中规定的用于援助的药品标准化，指导该国的药品援助。该目录以国家为基础，规定了各州、市必须提供的药品。通过该目录，可以对基本药物进行监管。

（2）遴选过程透明

通过比较分析许多国家对基本药物的选择程序，发现在那些有严格和客观选择程序的国家，选择过程更加开放和透明。WHO 在遴选基本药物时，除了会邀请药学专家对申请者提交的药物申请及证据展开评审外，还会邀请相关的组织参与监督，例如国际药品采购便利机制、控烟计划组织，以及其他药品消费者组织和卫生保健工业代表等进行评估。此外，WHO 基本药物目录遴选程序规定，从申请者提交申请开始，所有专家、组织的评论意见和相关材料都需要在网上进行长达 30 天的公示，保障药品遴选过程的高度透明。

澳大利亚药物福利委员会更新 PBS 目录的选择过程也得到高度宣传。药品福利计划网站为制药企业、医药工作者、消费者等提供免费了解或下载相关资料的渠道。其中明确公示了药物福利委员会、药品报销定价管理机构等部门的职能范围、工作流程等，还详细告知意向的制药企业怎样提出申请以及需要提交的资料等。目录的公开透明与遴选程序的严谨客观是相辅相成的，两者共同促成符合临床需求的基本药物目录。

目前 WHO 组织及泰国、南非、巴西、澳大利亚等国形成了六个阶段组成的基本药物目录调整程序。前四个阶段是每个组织或国家调整基本药物目录的必备阶段，申诉阶段出现在南非和巴西，应用推广阶段出现在 WHO、南非和巴西。各个国家和组织每个阶段的特点梳理如表 13 所示。

表 13　世界各国基本药物目录调整程序

阶段划分	阶段特点
启动阶段	参与主体：多主体 vs 单一主体 启动方式：是否允许企业主动提交材料，申请制 vs 推荐制 调整周期：WHO 为 2 年，绝大多数 WHO 成员国基本药物目录的调整周期长
材料准备	材料收集部门：专门委员会 vs 行政部门 材料收集方式：政府主动收集 vs 企业提交 vs 企业与政府共同提供材料 材料清单：WHO 为申请者提供材料指导信息
评估阶段	初步审核：部分国家以形式审核的方式初筛申请材料，关注材料的完整性和准确性 正式评估：技术评估和综合评审 评估标准：多维度评估标准、标准化评估体系 沟通机制：举行定期或不定期会议及其他沟通方式，其他沟通方式包括征求公共评论、建议、批评或召开听证会
结果公示	公示形式：将评估后得到的基本药物目录授权其卫生部门发布，还会同时公示在其政府公报中，以体现基本药物目录的权威性

阶段划分	阶段特点
申诉阶段	申诉方式：给各参与主体提供正义沟通和解决的平台，巴西、南非等国还允许参与主体通过申诉、重新申请等方式进行补救。南非申诉指南规定的申诉理由仅限于：①国家基本药物目录委员会未能按照其职权范围公平行事；②根据提交给专家审查委员会和国家基本药物目录委员会的证据，国家基本药物目录委员会作出的决定是不合理的
应用推广	多种形式推广：基本药物目录发布和政府公告、基本药物信息检索平台、基本药物与报销目录相连接、基本药物价格控制等形式

（3）药物经济学评价成为药品遴选的主要手段

如上所述，国际上需要进入基本药物目录的药品通常必须具备三个条件，即安全性、有效性和经济性。与其他药物相比，这里的经济性指的是明显的成本效益优势[①]。但近年来，随着医药费用的不断上升、医疗成本的日益攀升，各国不得不采取措施以降低药品支出带来的压力，药物的经济学评价正是为迎合此需求而出现的新技术。

药物的经济学评价是指在药品安全有效的基础上，对药品发生的成本以及产生的效益进行分析，做出综合判断，其结果可以为药品的定价、药品目录的调整、用药方案的制定等提供较为可靠的客观依据。目前，药品的经济学评价作为判断药品成本效益、确定药品报销比例的主要方法被世界各国广泛使用。澳大利亚、新加坡、马来西亚等国家将其用于基本药物目录的选择和调整；英国、加拿大、韩国等国家将药物经济学评价作为调整医疗保险药品名单的重要指标，要求制药企业提供相关评估数据。总之，药物经济学评价已经展现出其独特的价值，未来也将成为药品决策过程中一个不可或缺的工具。

2. 执业药师队伍建设

宏观方面，各国借鉴WHO的基本药物目录遴选标准，建立规范的药品遴选体系，确保基本药物与临床需求相契合，保障药品的合理使用。微观方面，各个国家则是通过强化药师队伍建设，建立健全以基本药物为重点的临床用药综合评价体系，严格管控药品使用。

（1）严格的准入条件

执业药师在促进合理使用药物方面发挥着关键作用。在药品的销售、使用

---

① WHO. The selection and use of essential medicines：report of a WHO expert committee，2007[J]. Selection & Use of Essential Medicines Report of the WHO Expert Committee，2007，920（6）：672-682.

环节中,通过药师的把关,可以达到以下目的:第一,可以有效解决不合理用药以及药物滥用现象;第二,可以保证流通领域药品质量,有效监控上市药品的不良反应;第三,可以为病人和消费者提供良好的药房咨询服务,提高公众健康意识。为此,许多国家对执业药师的资质有严格要求。

美国的执业药师制度开始于 1869 年,全美药事管理委员会协会(The National Association of Boards of Pharmacy,NABP)制定了《标准州药房法》。美国要求申请注册执业药师必须毕业于经过认证的专业并取得药学专业学位,而且其接受教育的药学院必须是美国联邦法、州法中所认定的高校之一。有些州规定欲申请从事执业药师资格者在满足专业学位的要求之后须经历一年的实习,且在专业导师指导下,在药房进行见习实践。英国于 1815 年颁布《药师法》,明确规定药师必须进行注册,才能够从事药学服务。而且对执业药师的注册前培训和相关医药服务实习有着严格要求,药师在注册前要参加为期 52 周的培训,且必须有在医院或者其他药学相关机构为期一年的实习经验。每年 7 月份,英国均会举办药师注册考试。日本是最早建立药师制度的亚洲国家之一,它要求报考药剂师者必须是药科大学毕业并且具有学士及以上学位。

(2)完善的继续教育体系

医药人才在引导人们安全使用药物方面发挥着越来越重要的作用。由于药物的复杂性,不良反应等问题在用药过程中是不可避免的。药学人员在接受、审核、调制处方的过程中可以从中发现一些潜在的用药后产生的不良反应,可以及时预防和解决,须对个别患者使用药物后产生的一些不良反应及时记录、收集、分析并上报。尽量避免发生与药品安全有关的事件,以保护公众的药物安全。但药学信息庞大且更新速度快,不断进行新知识的输入、开展继续教育培训是提高医师服务水平、保障合理用药的有效措施。

美国各州以立法形式管理药师的继续教育。具体内容包括针对不同人群制定适当的药学教育内容,要求执业药师每年至少要修满 15 学时的继续教育课程。目前,美国共有四十多个机构可以帮助执业药师完成其所需的再教育和培训,这些机构包括大学、公司、药学组织,甚至杂志、出版机构等。继续教育有多种形式,如现场讲座、学术研讨会和远程网络教育等。

英国政府同样采取法律手段对药剂师的继续教育进行管理。其《药房法指南》明确提出药师不但要被强制参加继续教育,还要在参加继续教育前后分别对自身的药师专业能力给出中肯评价,及时总结学习情况,使继续教育工作更具针对性和实用性。英国的继续教育内容包括专业知识、人际素养、服务技巧等，教育的方式包括传统的培训面授方式、会员之间问题讨论、网上培训课程等多种形式。

日本的药剂师继续教育采用的是学分制，以集中培训、小组学习、网上培训、通信讲座、自我学习等五种进修方式展开。只有在第一次进修的 4 年间取得了 40 分以上的学分，并颁发"进修认证药剂师证书"后，才有资格被授予药师身份。随后需要每三年重新进行进修认定，且每年须达到 30 个学分以上[①]。

二、基本药物使用国内外实践经验的比较分析及其启示

1989 年，WHO 与合理用药国际网络组织开展合作，正式提出推行基本药物制度是促进合理用药的主要措施。毫无疑问，解决药品使用领域的合理用药问题，基本药物制度责无旁贷。为此，各国和地区相继制定了符合自身情况的基本药物目录，通过严格的遴选条件遴选出具备安全性、有效性、经济性的临床必需药品，进而通过促进基本药物的优先使用来保障居民用药的合理性。所以，保障基本药物目录的合理性和促进基本药物的优先使用成为各个国家及地区实现合理用药目标的普遍举措。

1. 保障基本药物目录合理性

基本药物目录是国家基本药物政策的基础和核心，也是对医疗机构用药行为的调控，促进了临床用药的安全有效使用。提高合理用药水平的有力手段对合理用药具有重要意义。通过上述 WHO 与澳大利亚基本药物目录的遴选与调整机制，我们发现大多数国家和地区都尽可能地使基本药物的遴选程序严谨、标准客观、过程透明。而我国的《国家基本药物目录》在目录遴选机制的标准化、程序的公开性、标准的客观性等方面都略显不足。

此外，目前药品的经济学评价作为判断药品成本效益、确定药品报销比例的主要方法被世界各国和地区广泛使用。澳大利亚、新加坡、马来西亚等国家将其用于基本药物目录的选择和调整；英国、加拿大、韩国等国家将药物经济学评价作为药企必须提供的一项资料，用来调整医保目录。中国基本药物筛选委员会相对缺乏公共卫生、药物政策、药物警戒和药物安全方面的专家。实际操作中，循证医学和药物经济学指标的权重较小，药物评价工具应用不足，遴选结果缺乏客观、科学的证据做支持，基本药物目录的遴选流程和遴选标准仍有待进一步完善。

---

① 孟凡莉. 我国药学技术人员继续教育的理论与实证研究[D]. 沈阳：沈阳药科大学，2009.

2. 保障基本药物合理使用

医务人员是医疗机构最重要的人力资源,也是整个医疗系统的核心。医务人员对治疗计划和处方的设计具有唯一的合法性、权威性和更大的控制权。合理使用药物取决于医务人员的深厚专业知识和熟练的专业技能。为确保基本药物的优先使用,各个国家或地区主要是通过强化药师队伍建设、建立健全以基本药物为重点的临床用药综合评价体系对药品的合理使用加以控制(表14)。通过比较美国、英国、日本和我国的执业药师队伍,我们可以看到我国的职业药师无论在规模、质量还是管理机制、继续教育机制方面均有所欠缺。

3. 保障基本药物优先使用

通过对药品使用领域与基本药物制度目标间的矛盾分析及机制缺陷剖析可知,影响药品合理使用的因素除了基本药物目录与临床需求之间的矛盾、医务人员的能力缺陷外还包括部分医务人员的逆向选择、诱导需求。目前,不合理用药现象在临床上依然突出。因此,医师行为的规范化是解决药物不合理使用的最直接的方式。

为了限制医务人员过度开具处方的行为,一些外国医疗机构会邀请药剂师进行定期处方复查,或全面建立带有处方限制的电子处方系统,提高基层医生的合理处方意识行为。在中国的许多地方,也有相关的处方审查,但规定性和系统性审查尚未得到加强。

表 14　部分国家药师制度

国家	美国	英国	日本
报考学历条件	药学学士	药学相关学位或受到英国国家科学委员会药学方面奖励	药学学士
报考专业条件	本州承认的药学专业	皇家药师协会认可的药学专业	药学专业
药学实践培训要求	必须具有见习药师资格,且在执业药师指导下,在药房进行见习	在医院药学部或类似机构工作1年及以上,后在注册委员会认可的机构中进行52周注册前培训	在医院、药房1年的实践培训学习
继续教育制度	通过制定法律规范管理,注重临床实践,设有执业药师与患者沟通技巧课程	有明确的实践经验和培训要求,定期执业能力自评、学习总结 除专业知识外,涉及人际交往能力、服务技巧等方面	学分制、进修认定药剂师制度 五种方式,包括集中进修、小组进修、实习进修、自我进修、通信讲座进修

第三节　基本药物使用制度的现存问题及其成因

自世界卫生组织与合理用药国际网络组织合作以来,促进合理使用药物正式成为基本药物制度的主要责任。然而,包括我国在内的世界上许多国家不合理使用药品的现象依然非常严重。

一、问题表征:用药安全问题与用药失范问题

国家药品监督管理局统计数据显示,2021 年全国药品不良反应监测网络共收到《药品不良反应/事件报告表》196.2 万份①。其中报告国家基本药物不良反应/事件 94.6 万份(占报告总数的 48.2%),严重报告 11.3 万份,占 11.9%,比 2020 年上升 1.3 个百分点,化学药品和生物制品占 88.6%,中成药占 11.4%。本研究分析了基本药物使用中存在的问题,并将其归纳为以下两点:

(一)质量缺陷下的用药安全问题

药品质量管理一直是中国药品管理领域的重中之重。按照《中华人民共和国药品管理法》的要求,各地区都在积极推进药品研发、生产、流通和使用全过程质量管理。在党和政府的不懈努力下,药品质量普遍提高,但质量安全问题依然没有得到彻底解决。

2015 年 7 月 22 日,国家食品药品监督管理总局发布《关于开展药物临床试验数据自查核查工作的公告》,该公告要求所有预申报注册的药品申请人需要对待审药品临床试验情况开展自查,确保药品质量可靠,临床数据真实。公告发出后随即有几百家药品生产企业抽回申请,由此可见我国药品质量安全方面存在巨大漏洞。此外,有多项研究表明,每年因不合理用药而造成的致残问题、康复问题、药物不良反应、耐药性、药物引起的疾病以及由此造成的疾病经济负担都非常严重。近年来,中国出现了诸如"鱼腥草事件""欣弗事件"等多起与药品有关的重大事件,其他国家也发生了多起药品安全事件,给人民造成了巨大的安全威胁和财产损失。

---

① 国家药品不良反应监测年度报告(2021 年)[EB/OL]. (2022-03-30)[2022-04-25]. https://www.nmpa.gov.cn/xxgk/yjjsh/ypblfytb/20220329161925106.html.

（二）不当处方下的用药失范问题

医生是医疗机构最重要的人力资源，也是整个医疗体系的核心。医生对治疗计划和处方的设计具有独特的合法性、权威性和更强的控制力。基本药物的合理配方取决于医生深厚的专业知识、熟练的专业技能和对基本药物的认可。然而，大量实证调查发现，我国医务人员的不合理用药现象、过度开具处方现象十分普遍，使人民健康受到严重威胁。

世界卫生组织/合理用药国际网络（World Health Organization/International Network for Rational Use of Drugs，WHO/INRUD）推荐发展中国家基层医疗机构各种药物处方比例的理想值为抗生素处方 20.0%～26.8%。注射处方 13.4%～24.1%，一次性使用处方药的平均数量为 2～3 种[①]。而一项研究抽取了上海交通大学医学院附属苏州九龙医院 2020 年 1 月至 2021 年 5 月门急诊患者的抗菌药物用药处方 19 331 张进行分析，其中不合理处方 288 张（占 1.49%），主要出自外伤、皮肤软组织、眼部、耳部、泌尿系统等部位感染，其处方不合理率高于平均值。具体门急诊患者疾病部位与抗菌药物不合理构成比以外伤中出现不合理处方占比最大[②]（见表 15）。另有研究[③]表明，虽然基本药物制度的出台为合理用药创造了条件，政策效应有所显现，但是不合理处方问题依然没有得到有效解决。因为对基层医疗机构的处方行为缺少配套的约束措施，基层处方指标没有实现显著改善。比如当前上呼吸道感染的发病率较高，治疗中抗生素使用率还较高。

表 15　门急诊患者疾病部位与抗菌药物不合理构成比

感染部位	总处方数/张	不合理处方数/张	不合理率/%
上呼吸道	4 078	51	1.25
下呼吸道	2 505	29	1.16
泌尿系统	2 398	36	1.50
生殖系统	2 132	26	1.22

---

① 赵大贵，杜伟.宜宾市级社区医院门诊处方合理用药国际指标调研分析[J].中国药业，2011，20(22)：75-76.

② 朱芹汶，周婧琪，鲁继光，等.某院 19 331 张门急诊抗菌药物不合理处方原因分析及其管理对策[J].抗感染药学，2021，18(11)：1616-1619.

③ 刘燕琼.新医改实施对基层医疗机构基本药物使用的影响[J].航空航天医学杂志，2020，31(7)：846-848.

续表

感染部位	总处方数/张	不合理处方数/张	不合理率/%
口腔	1 981	28	1.41
消化系统	1 817	27	1.49
皮肤软组织	1 700	30	1.76
发热待查	935	11	1.18
眼部	523	9	1.72
耳部	423	7	1.65
外伤	402	12	2.99
其他	1 836	22	1.20
合计	20 730	288	1.39

二、问题成因:基于质量管理、医患主体与基药目录分析

1985年,世界卫生组织合理用药专家委员会提出"合理用药就是指患者获得的药品应当是符合其临床需要、剂量适合个体需求且费用最低的药品组合"[①]。随后,1989年,世界卫生组织与国际合理用药网络组织合作,正式提出实施基本药物制度是促进合理用药的主要措施,提高人们合理用药水平是现阶段用药领域基本药物制度的主要目标。在该部分的分析中,本研究从质量管理和医患主体两个分析视角出发,深刻剖析造成用药安全问题和用药失范问题的根源,因此,基本药物制度也将被作为改善临床用药合理性的基本目标。

(一)药品质量管理机制不健全导致用药安全问题衍生

目前,中国市场药品质量总体水平还有待提高。虽然国家组织的集中带量采购中选仿制药都是通过一致性评价的品种,但不能完全肯定厂家的每一批次药品在生产过程中都严格按照过评标准进行投产,尤其当厂家利润明显低于预期或生产成本超过其负荷时,就有可能会发生质量不达标情况[②]。医药企业是营利性机构,为了生存被迫在生产过程中偷工减料,最终将导致基本药物质量问题。另外,招标时技术标设置的门槛过低,招标企业在药品效果和质量方面容易符合要求,产品在疗效上的优越性和价值却难以有效区分,即使产品优良

---

① 李永斌.社区卫生服务机构基本药物制度实施现状与成效研究[D].武汉:华中科技大学,2011.

② 梁刚,赵福兰,周彦池,等.药品集中带量采购政策的执行问题及对策建议[J].中国药物经济学,2022,17(3):5-8.

的企业投标也容易出现"中标死"的情况。基本药物供应的整体质量水平一般，市场上频频出现低质低效的药品。例如，一些制药公司通过粗制滥造来降低生产成本，表面上药品的价格降低了，但付出的代价却是患者的健康①。因此，要真正实现药品安全合理使用的目标，解决药品质量问题是关键。

（二）医患主体分别存在滞后性导致用药失范问题衍生

医患主体具体指医务人员、患者以及两者在行为关联互动过程中所涉及的客观对象，如基本药物目录等。正是这些主体要素存在着不同程度的滞后性，才导致了用药失范问题的衍生。具体来说有以下几方面：

首先是医务人员的专业能力的滞后性。药品不同于一般商品，它既关乎生命，又涉及特殊专业领域的知识，普通消费者对于药品这类商品的选择性在很大程度上取决于医师的处方。医生和病人之间存在着很多信息不对称。如果是合格的医生，他将根据情况做出与患者决策一致的决定。但是，现实中医师与患者之间存在一定的利益分歧，医师可能会利用自身掌握的信息优势做出对自己更有利的决策，而不是对患者更有利的决策，一般表现为向病人开出药品提成更高的处方，这些处方药物通常不会是基本药物。医师除了存在主观上的拒绝外，用药知识与技能的欠缺也是造成医务人员不合理用药的重要因素。这点主要体现在药师方面，我国现有的执业药师团队与国外成熟的药师团队相比仍有较大差距，存在业务水平偏低、专业素质不扎实等问题。一项对广东省药师情况的基本调查分析显示：广东省药师学历仍以本科、大专为主，硕士以上学历不多；在专业技术职称方面，主要有药师，高级药师不足；工作资历方面，以15年以下资历者较多，20年及以上工作资历的药师非常少；对于药学服务的内容，药师具有高度的认知和熟悉程度，但是对信息服务在药师工作当中的地位，非三甲医院的药师没有三甲医院的药师认同度高。这在一定程度上反映出我国药师这一团队目前仍然处于低水平的发展阶段，服务内容的专业化程度不够，医生在整个医疗专业领域仍然占主导地位；与此形成对照的是，高达90%的药师认为自己能够胜任目前的药师工作。这也反映出很多药师并没有把自己的工作看作专业性很强的工作，药师的责任和权利边界还不清晰。

值得指出的是，除了专业能力上的滞后性，医务人员常常出现的诱导需求

---

① 蜀中制药涉嫌用苹果皮制作板蓝根［EB/OL］.（2011-05-22）［2022-05-26］. http://health. sina. com. cn/cj/2011-05-22/055722507801. shtml.

等不当行为也会造成用药失范问题的产生。医疗服务市场信息不对称程度较高,医疗机构既是基本药物的终端销售代理,又是患者医疗行为的代理,医务人员是医疗服务的直接提供者,并且是处方制定者。医疗机构的规定及医务人员的行为决定了患者用药水平是否合理。由于上述章节中已经对诱导需求下药品占比攀升问题进行了分析,合理用药问题与其动机相同,参与者相同,影响者也相同,本章节将不再进行赘述。

其次是患者普遍存在基本药物认识误区。除了医疗机构普遍存在用药失范而导致医患事故频发之外,消费群体基本药物观念滞后也是不容忽视的突出问题。我们认为,虽然国家基本药物制度并非以消费群体作为规制对象,但由于基本药物对居民生活及身体健康产生直接影响,就人民群众的切身利益而言,消费群体的感受是评价国家基本药物制度的核心指标。与此同时,消费群体的基本药物价值观也间接反映了国家基本药物制度实施的深度和广度。临床安全用药监测网(International Network for the Rational Use of Drugs, INRUD)国际合理用药指标就将患者对用药信息的了解程度和处方合规性作为衡量合理用药水平的关键指标之一。因此,我们在此也将其作为不合理处方的问题根源。

尽管引入国家基本药物制度后,我国居民的保健观念有了明显改善,但就总体水平而言,仍然滞后于现代化国家基本药物制度的建设。2016年对南京市各年龄阶段的社区居民展开的基本药物认知程度问卷调查结果显示,受访居民对基本药物制度的认知度普遍偏低,较不熟悉和不熟悉的占了一半以上人数(54.6%)[1]。公众对基本药物的认识在一定程度上取决于政策知识的普及程度。政策知识是指伴随政策的支持性价值观念、意识和认知,作为政策内容的重要组成部分,它在很大程度上决定了政策是否可以从政策对象中获得合法性意识,进而决定了其能够在多大程度上被接受和贯彻落实。国家基本药物制度是在一项项具体政策的创制与落实中得以推行的,而后者又必须以相适的政策知识作为前提、基础乃至保障条件。因此,国家基本药物制度的建立和基本药物政策的实施需要以促进基本药物知识甚至医疗卫生政策为前提。只有在持续更新居民价值观念的过程中,基本药物制度才能得以贯彻落实并扎根于居民思想观念中,进而实现其自身的持续完善。

---

① 路云,张闪闪,李世勇.江苏省基本药物制度实施效果评价与思考[J].卫生经济研究,2017(10):45-48.

然而,调查显示,对居民群体而言,基本药物宣传存在较大问题。在早期,基本药物的推广主要在基层,加上过度地强调价格低廉,使得许多人错误地认为基本药物是廉价药物,进而打击了居民对基本药物的认同感和用药依从性。现实中,患者往往更倾向于专利药、进口药,甚至还认为药品价格越高,效果越好,对基本药物目录持有怀疑态度。

(三)基本药物目录与临床需求的契合问题

基本药物的遴选原则是临床必需、价格合理、安全有效、使用方便[①]。按照此原则遴选出的药品必定是符合临床需求、能够促进临床合理用药的药品。但我国基本药物的遴选虽然引入了药物临床综合评价,但其方法的应用还只是趋于形式,药品遴选还是主要依靠专家的经验判断,缺乏客观全面的评价指标体系,导致选出的药品并不完全符合临床需求[②]。在此种情况下,国家要求基层医疗卫生机构全部配备和使用基本药物,二、三级医疗机构使用基本药物要达到一定比例,让客观的临床需求去适应并不合理的基本药物目录,所达成的效果必定与促进合理用药的目标背道而驰[③]。

基本药物不符合临床需求的问题在地方增补目录时期更为严重。由于地理分布的特殊性,中国不同地区的疾病谱有较大差异。为此,国家允许地方政府根据国家基本药物目录添加当地补充目录。但由于制度在顶层设计上存在缺陷,省增补模式下国家给地方政府留出了较大的权力空间,如增补目录遴选标准的制定、专家组成员的挑选等。权力的下放滋生了地方保护主义,导致基本药物寻租空间大大增加,地方增补目录与地方需求之间差距进一步加大。在 2014 年,本研究对 31 个省(区、市)进行增补目录的调查中发现,增补的 894 种中成药中有485 个为独家品种,占当时补充中成药总数的 54.3%,其中 2 524 种中成药补充了31 个省(区、市),独家品种出现了 1 190 次。省级增补目录在提高目录灵活性的同时,也提升了药品滥用的风险,这有悖于基本药物制度促进药品合理使用的初衷。

---

① 胡霞,黄文龙,李亚楠. 对新医改中推行国家基本药物制度的建议[J]. 中国药业,2010(4):2-4.

② 李晓春,侯艳红. 国家基本药物制度的完善及走向[J]. 卫生经济研究,2018(12):34-36.

③ 例如,一项针对江苏省社区居民和医疗机构的调查显示,基本药物制度实施中存在的主要问题,表现在基本药物难以满足用药需求,45.31% 的医务人员认为基本药物目录无法满足临床使用,三级医疗机构这一比例达到 66.96%。"许多常见病、多发病的常用药物未能纳入基本药物目录,如心血管系统和内分泌系统等慢性疾病用药品种较少;此外,药品生产供应难以保障也是影响基本药物难以满足需求的壁垒"。参见:路云,张闪闪,李世勇. 江苏省基本药物制度实施效果评价与思考[J]. 卫生经济研究,2017(10):45-48.

第七章 新时代国家基本药物制度的条件、
　　　结构及其建构

　　我国基本药物制度建立已有三十余载,现已相对健全,并产生了一系列积极的影响。但人民用药需求与日俱增,药品供应环境不断变化,药品供应与人民用药需求方面存在的矛盾仍然非常突出。在前面的三个章节中,基于现实问题的基本药物制度目标分析,首先归纳总结了存在于药品供应领域、药品价格领域及药品使用领域等三大领域的若干问题,即供应总量不足下的药品短缺与供应结构失衡下的公平漏洞、利益驱动下的药价攀升与报销机制缺陷下的负担过重、质量缺陷下的用药安全问题与不当处方下的用药失范问题。此外,基于上述问题的内在成因分析,确定了现阶段基本药物制度的主要目标:解决药物供应问题,提高患者对基本药物的可获得性;帮助药品价格合理回归,提高患者对基本药物的可支付性;消除质量缺陷,促进基本药物的合理使用。

　　本章从条件需求、结构图景及建构取向三个方面,论述建构和完善我国基本药物制度的方向和方法,从而为进一步的操作性路径的提出奠定基础和条件。

第一节　新时代国家基本药物制度的条件需求

　　基本药物制度作为国家卫生健康战略推进和建设的顶层设计,其嵌构于国家基本行政管理体系之中,并与相关制度和政策体系搭配施行。因此,建构和完善我国基本药物制度,发挥基本药物制度应有的功能定位和既定作用,就既需要不断推进制度本身的改革和完善,又需要切实推动外部促进性条件的相适供给和建构。这些构成我国基本药物制度的外部条件包括国家政治承诺与政治力量供给、法律法规体系保障、社会经济基础的夯实以及必要的政策环境等多个方面。

一、国家的内在政治承诺与强大政治力量

由于国家和政府具有捍卫和保障国民财富的责任和义务,健康权利作为公民的一项最基本权利,理应受到政府的保护和保障。所以,从古至今,没有任何一种卫生制度不受社会政治制度的影响。政府在提供和满足社会成员公共需求方面具有不可推卸的责任。因此,政府是健全国家基本药物制度的最大保障方,它是基本药物制度的主要政策制定者。近年来,党和政府提出的以人为本的发展理念、全面建设小康社会的战略目标和科学发展观,是我们基本药物制度设计的主要依据。全面建设小康社会旨在提高全国十四亿人的生活水平,建立全面协调可持续的发展理念。坚持以人为本的执政理念,着力解决关系人民群众切身利益的突出问题,促进经济社会发展。党和国家领导人曾多次强调人人享有基本药品供应保障的重要性和必要性,并表明政府保障全体国民共享经济社会发展成果的责任和决心。

政府的执政理念和发展战略是实施国家基本药物制度的强大政治保障。近些年,中央政府高度重视民生问题,并将健全药品供应保障的目标纳入"健康中国 2030"的远景规划中。建立覆盖城乡居民的基本药物制度,保障国民的基本健康权利,已经成为我国执政党行动纲领和执政理念的一个组成部分,也是"十三五"期间党和国家的重要任务。健康中国战略规划即传达了党和政府对国民健康作出的强大政治承诺,体现出我国将居民健康权利作为人民日益增长的美好生活需要的基本内容。通过健康中国战略规划的推动实施,实现医疗卫生和基本药物供给的充分性和平衡性。正如有学者所指出的,把国民健康作为"民族昌盛和国家富强的重要标志"[1],将其置于优先发展的战略位置,扭转了一段时间内过于关注经济增长,而忽视了环境污染、生态恶化和为之付出巨大健康代价的倾向。经济增长不一定会带来国家健康水平的提高。健康中国建设反映了国家以人为本的发展理念和改善民生的发展方向[2]。

---

[1]　王宇.实现健康中国的必由之路[J].科学通报,2018,63(11):983-984.
[2]　华颖.健康中国建设:战略意义、当前形势与推进关键[J].国家行政学院学报,2017(6):105-111.

二、法律体系对公民健康权利的天然捍卫

《世界人权宣言》中提到,人人享有维护自身及家庭成员足以维持健康的生活标准的权利,包括食物、衣服、住房、医疗保健和必要的社会服务①。虽然《世界人权宣言》是以联合国大会决议的形式通过的,不属于一项强制性的国际公约,但它在人权领域具有重要意义,被许多国家的宪法直接援引,并在国际法院的判决中得到广泛应用。

我国宪法也在强烈捍卫着公民的健康权。《中华人民共和国宪法》第三十三条规定:"国家尊重和保障人权。"这一条款被视为我国公民基本权利的规范渊源。健康权属于基本人权范畴,我国宪法高度重视基本人权的保障,宪法对公民健康权的认可是不言而喻的。《中华人民共和国宪法》第四十五条规定,"中华人民共和国公民在年老、疾病或者丧失劳动能力的情况下,有从国家和社会获得物质帮助的权利。国家发展为公民享受这些权利所需要的社会保险、社会救济和医疗卫生事业"。这一条文的核心价值在于对"年老、疾病或者丧失劳动能力"的弱者差别对待,保障其基本生活。物质帮助固然重要,但对于这些弱者而言,日常药物费用占生活成本的很大比重,需要国家从基本药物方面给予制度的关怀。据此,宪法层面对公民基本权利的认可,需要具体法律制度的落实。《中华人民共和国民法典》第一千零四条规定:"自然人享有健康权。自然人的身心健康受法律保护。任何组织或者个人不得侵害他人的健康权。"健康是每个人最根本的利益、最强烈的需求,随着尊重、保护健康权的意识不断增强,健康法治水平得到实质提升,人民健康优先发展的美好愿景也将随之实现。2019年12月28日,我国正式颁布《中华人民共和国基本医疗卫生与健康促进法》,明确指出"国家和社会尊重、保护公民的健康权"。这是我国第一部专门专注医疗卫生与健康的法律,正式确认了公民的"健康权"。

三、社会经济持续发展奠定制度创新基础

事实上,改革开放后,国民经济快速发展,人均收入大幅增长,政府在医疗保健方面的支出也大幅增加。2018年,医疗卫生与计划生育支出预算数总额为209.05亿元,比2017年执行数增加74.58亿元,增幅达55.5%②。经济的增长

---

① 汉斯·霍格赛,唐镜波. 作为人权的基本药物的可获得性[J]. 中国药师,2005,8(2):91-93.
② 2018年中央一般公共预算支出预算表[EB/OL]. (2018-04-03)[2022-03-21]. http://yss. mof. gov. cn/2018zyys/201804/t20180403_2859228. htm.

为我国的医疗卫生水平提升提供了支撑,政府能够将更多的资源投入基本药物体系的建设中,生产、经营企业也能从制度的运转中获得更多改革的红利,从而更有动力去推动基本药物制度的长远发展。

同时,健康不仅是经济发展的目标之一,也是经济社会发展的重要力量。健康改善可以优化人力资本结构,刺激消费需求,促进经济发展方式转变。提供基本药物不仅可以保护人们的身心健康,而且可以减轻"因病致贫"和"因病返贫"的担忧,让人们安居乐业,从而提高劳动生产率,促进国民经济的快速发展。因而,基本药物制度的建立与完善是社会经济发展的重要基础,也是党和政府提升国民健康保障水平面临的时代任务。在基本药物制度建立的初期,政府的财政资金不足,基本药物只能尽力"保基本、广覆盖"[①]。但随着国家经济的发展,政府对医疗保健的投入逐年增加,基本药物制度能够为满足更高层次的人们的药物需求提供保障。

从具体运作和操作层面上来说,经济社会条件和科学技术水平的发展,将为健康中国战略规划的推动落实和医疗卫生体系改革完善奠定坚实的技术基础并创设高效施行的基本条件。以大数据为例,首先,这些条件不能仅凭经验来判断,而需要大数据来提供规则,使相关决策更具针对性和科学性。其次,大数据有助于掌握国民的健康状况和主要健康问题,包括疾病谱的发展变化及疾病区域结构分布等。掌握各地区之间、城乡之间疾病的不同分布,可以根据当地居民主要健康问题制定政策,而不是采取简单而广泛的"一刀切"政策。最后,大数据有助于完善医疗服务体系和医疗保险治理体系。例如,大数据可以用于医疗保险的智能审查,优化医疗保险管理和支付方式,还可以提供关于患者偏好和医疗服务消费者心理的信息。这将有助于合理引导医疗行为,促进分级诊疗和有序治疗的形成[②]。

四、为医药卫生体制改革创造了必要的政策环境

新中国成立以来,特别是改革开放以来,我国医疗卫生事业发展取得了令人瞩目的成就,但也面临着更多的矛盾和挑战。医疗卫生行业发展现状与人民

---

① 国务院办公厅关于印发深化医药卫生体制改革 2014 年重点工作任务[EB/OL].(2014-05-28)[2022-10-23]中央政府门户网站. http://www.gov.cn/zhengce/content/2014-05/28/content_8832.htm.

② 华颖. 健康中国建设:战略意义、当前形势与推进关键[J]. 国家行政学院学报,2017(6):105-111.

群众健康需求和经济社会协调发展仍存在较大差距。针对人民群众反映的"看病难、看病贵"这个普遍问题，以及中国医疗卫生事业发展中的体制机制问题，2009年，中国启动了医疗卫生体制和机制的新一轮改革。健康中国战略规划的提出与推动落实，为医药卫生体制改革创造了良好的政策环境。一方面，在健康中国的建设过程中，重视健康、促进健康将成为国家、社会、个人和家庭的共同责任和行动；另一方面，健康中国战略下由"疾病治疗"全面向"健康促进"发展，寓健康于万策，发挥中国政治制度的优势，从健康影响因素的广泛性、社会性、整体性出发进行综合治理，无疑是健康观和相应政策的优化①。医改方案提出了未来医药卫生体制改革的总体目标，即建立健全覆盖城乡居民的基本医疗卫生体系，为人们提供安全、有效、廉价、便利的基本医疗服务。这一轮医改的主要特点是坚持公益，为全民提供基本医疗卫生体制作为公共产品，使社会逐步认识到人人享有基本医疗卫生服务的权利。这是中国卫生事业从概念到制度的重大创新，是建设社会主义现代化国家的必然要求。

在医药卫生体制改革中，基本药物制度作为药品供应保障体系的支柱，肩负着确保全民基本药物及时有效供应的重任②，是实现医改目标的重要出发点，与"保基本、强基层、建机制"的基本原则相契合。由于中国现在已经处于并将长期处于社会主义初级阶段，医疗卫生事业的发展必须从这个基本国情出发。基本药物制度以广大人民群众的基本药物需求为基础，以"保证基础"为原则，坚持突出基本、逐步提高、量力而行、尽力而为。同时，基本药物制度切实保障医疗卫生事业的公益性，不断进行制度完善和制度创新，保障基本药物制度的正常运行和可持续发展。

第二节　新时代国家基本药物制度的结构图景

我们从政治支持、法治体系、社会经济基础和医药卫生体制改革政策环境等方面分析了新时代国家基本药物制度创新与完善的条件需求与条件保障。

---

① 正如世界卫生组织所定义，"健康不仅为疾病或羸弱之消除，而系体格、精神与社会之完全健康状态"。参见 World Health Organization. Constitution of the world health organization[R]，1995.

② Yang L，Cui Y，Guo S F，et al. Evaluation，in three provinces，of the introduction and impact of China's National Essential Medicines Scheme[J]. Bulletin of the World Health Organization，2013，91(3)：184-194.

结合国家基本药物制度运行的实践逻辑，将其制度结构划分为协调机制、监督机制和激励机制三重面向，系统阐述了我国基本药物制度建构的结构图景，为构建和完善我国基本药物制度明确了方向。

一、基本药物制度的协调机制问题

基本药物制度旨在确保人们的基本药物能够及时获得、价格合理和使用合理，以捍卫人民的基本健康需求。随着基本药物政策的实施，政府机构、药品生产企业、医疗机构、医务人员和公众等利益相关者的运作必然受到理性人的利己行为、分散决策、自由选择等因素的影响。通过机制规则的调整、激励约束等手段的实施使基本药物体系下的理性群体独立在追求利益的同时不违背既定制度目标，甚至有助于推动制度目标的实现。诚然，当前的基本药物制度在机制设计的协调性方面仍存在一定缺陷，主要表现为多利益相关者之间缺乏利益分享机制，政府与市场之间的责任协调不明确。

（一）多利益相关者之间缺乏利益相容机制

经济学教授莱昂尼德·赫维奇在其机制设计理论中指出，在市场经济中，任何理性的经济人都有自身利益的一面，他的个人行为将按照自身的利益规则行事。如果存在制度安排，使行为者追求个人利益的行为恰恰符合企业集体价值最大化的目标，这一制度安排就是利益相容①，这种机制即为利益相容机制。现代经济学的理论与实践表明，实施"利益兼容性"原则能够有效解决个人利益与集体利益之间的矛盾，有效协调不同组织之间的利益冲突，使行动者的行为和结果符合集体价值最大化的目标，使每个员工都能为企业做出贡献并取得自己的成就。也就是说，个人价值和集体价值的两个客观功能达成共识。

就实际情况而言，基本药物制度下的多利益相关者之间存在许多利益冲突。国家基本药物制度由多项业务政策构成和推动，然而，从对系统实施的影响程度来看，政府、医疗机构和医生、制药公司及患者是主要的四大利益相关者，其动机和行为在实施基本药物制度目标方面发挥着重要作用②。

目前我国基本药物制度的目标被不同的利益群体扭曲。以政府与医药企业及其互动关系为例，对于政府而言，政府不但要保障人民所需药品的安全和

---

① Freeman R E. Strategic management: a stakeholder approach[M]. Boston: Pitman, 1984.

② 魏际刚. 中国医药体制改革与发展[M]. 北京: 商务印书馆, 2009.

及时供应,还肩负着促进医药产业健康发展的责任。而且,各级地方政府对建立、完善和实施基本药物制度的重要性、必要性和紧迫性缺乏充分认识,在相关制度的制定和措施的落实上滞后①。对于企业而言,作为营利性机构,其任何理性行为都是基于利益的考量,基本药物制度的生产流通也是如此。基本药物可负担性的实现要求企业降低药价并减少回报;基本药物供应的实现要求公司增加交易成本、生产成本和分销成本。基本药物价格低廉的原则将大大降低制药公司的营利能力,可能导致制药公司对基本药物生产的热情降低,不愿其进入基本药物目录,或进入目录后不愿生产,对基本药物的供应产生影响,导致了业务目标和政府目标之间的冲突②。对于医务人员来说,作为一个理性的人,为了创造更多的自身利益,他们有使用处方药物诱导供应、增加患者药物需求的条件和动机。在医药市场的特殊环境下,药品供方与患者之间的联系被医务人员切断,患者购买药品必须经过医务人员,生产企业销售药品也必须经过医务人员。这就使得医务人员占据了医药市场中拥有信息优势和控制优势的有利位置,能够为自己谋取更多利益,但其基于自身利益的理性选择是以牺牲患者利益为前提的。

从这个角度来看,政府、企业、医疗机构和患者是在基本药物制度改革中拥有既得利益的个人或团体。在不同的资源条件下,基本药物制度运行的动机、目标、方法和参与程度各不相同,但基本药物制度的改革目标是否实现以及达到多少取决于所有利益相关者的协调程度以及行为协调的方式。只有在合理的制度安排下建立一种新型的利益均衡机制,才能保证所有利益相关者的主观动机最终带来集体合理性的客观结果。在基本药物制度的完善过程中不断协调各利益群体的利益分配,使各利益相关群体在独立追求利益的同时既不违背基本药物制度的既定目标也不损害其他群体的利益将是后续机制优化的主要课题。

(二)政府有为与市场有效协调不明确

在分析上述药品供应保障体系存在的问题后,不难发现目前基本药物制度存在政府职责"越位"和"缺位"并存的问题。在基本药物的采购环节,采购过程受到政府主体严格控制,并且程序复杂,政府干预严重干扰了正常的交易机制。

---

① 尚丽岩. 我国基本药物制度供给的非正常性滞后成因分析[J]. 中国药业,2009,18(20):1-2.

② 雒保军,李晓斌,马振江,等. 利益相关者视角下基本药物制度实施的障碍与对策[J]. 中国卫生事业管理,2012,29(6):426-427.

在使用药物方面,基本药物使用比例的确定在一定程度上增加了基本药物使用的比例,但多地出现指标设定过高的情况,干扰了正常药品市场使用比例。这些都是政府有为与市场有效协调不明确所带来的问题。

随着改革开放的不断推进,中国特色社会主义市场经济体制不断完善,经济市场化水平不断提高,国家逐步进入社会经济发展新阶段。处理好政府功能与市场机制的关系,协调好公平与效率的关系,既是经济体制改革的核心问题,也是国家基本药物和医药卫生体制改革的关键所在。

更好地发挥政策和制度的保障功能,形成公平竞争的市场环境,应当是党的十八届三中全会所提出的那样,使市场在资源配置中起决定性作用,同时更好地发挥政府作用。这激励我们以两种方式处理政府和市场的关系:一方面,政府应该让市场在资源配置中起决定性作用。市场作为资源配置的最有效率的形式,应在正确认识和把握市场规律的基础上,发挥其在竞争、公开、公平、互利、自主等方面的作用;另一方面,市场应留有一定的空间让政府处理其鞭长莫及的领域。面对社会主义市场经济体制当前市场体系不完善、市场规则不一致、市场秩序不规范、市场竞争力不足,要合理运用政府在政策供给、价值宣传、社会保障、公共服务等方面的功能,发挥市场的监管和协调作用,弥补信息不对称、供需结构失衡、利益分化、负外部性等市场失灵现象。

威廉姆森也曾提出,"政府、企业、市场在一定制度安排下会处于互惠互利的共生系统,三种组织形式之间有代替也有互补,更多情况下表现为一种混合体系"[①]。面对复杂的医药产业环境,政府和市场也存在理性有限、机会主义、信息不对称等问题。看得见的和看不见的手在操作上都有优点和缺点。但是,政府更有可能成为处理市场不能做到或者至少不能做好的交易的第二种方法。世卫组织还根据各国基本药物供应业务调查提出了类似的建议,即基本药物供应应当采用政府机构与营利性公司之间的合作模式。

无疑,在构建"有管理的市场化"模式的进程中,政府应发挥必要的监管和引导作用。但我们还需要进一步明确的问题是在促进国家基本药物市场化的过程中,政府应当如何调整自身的职责定位,如何实现与市场职责的搭配与协调。因此,问题的关键在于政府在基本药物制度运作中的职责范围,以及在基本药物的生产、招标、分销和使用中应该履行的角色和职能。顾昕曾对此有过

---

① Williamson O E. Markets and hierarchies: analysis and antitrust implications[M]. New York: Free Press, 1975:192-200.

较为全面的论述,他认为,在实现"有管理的市场化"过程中,政府应在四个方面履行好自己的职责:一是充当保障者,建立覆盖全面的医疗保障体系,改变中国基本医疗体系的高成本和严重不平等现象;二是充当购买主体,约束医疗服务的费用上涨;三是充当规划者或资源配置者,在市场不足之处发挥积极作用,政府在将有限资源更多地配置到初级医疗卫生服务机构的同时,通过制度建设和政策安排对民间资本和市场化力量进行有序引导,以促进大中型医疗机构的建设;四是充当监管者,遏制医疗服务市场失灵。通过中央政府设立全国性的监管机构、地方政府设立监管机构、政府委托专业性或行业性协会从事监管等方式,实现政府职责与市场职责的协同与协调①。

二、基本药物制度的监督机制问题

"督者,察也,一曰目痛也。从目,叔声,冬毒切","督"即为用目查看之意。在社会学中,"机制"的内涵曾经可以定义为以事物的各个组成部分为前提,协调各个部门之间的关系,以确保顺利运作和实现更好的功能。所谓基本药物的监督机制,即是指权力机关、社团组织、社会公众等主体,依照有关规定对基本药物制度下的参与者的行为进行督查审视、防范纠正,对基本药物利用与费用进行多维度监测,以保证制度按照既定程序运作。基本药物制度的有效运作有赖于制度的稳定,在制度运作中要确保各环节有序有效进行,建立起完善的监督审查机制很有必要。

(一)基本药物制度资金运作机制缺乏有效监督

政府拥有分配公共资源的专有权。为弥补市场缺陷,满足社会诉求,最终实现整个社会资源配置效率的最佳状态,基本的医疗卫生服务是政府需要承担的主要责任之一。政府通过合理规划这些项目资金的运作来实现社会福利最大化,从而彰显其工作绩效、治理能力②。但是,在政府对基础医疗服务的投资中,不可避免地会出现许多问题,如投入不足、投资不合理、投入方式不科学等。这也是一个涉及主体、结构、数量、方式等方面的系统性难题。

国家基本药物制度实施过程中不同程度上存在着诸多问题。从现实情况来看,政府对基本药物制度的资金投入和资金运作缺乏考核、监测指标,资金使

① 顾昕.医改之困:市场化与政府职责[J].新青年·权衡,2006(1):2-13.
② 管晓东,史录文.建立完善基本药物筹资机制的思考和探讨[J].中国执业药师,2013,10(5):83-87.

用和反馈优化缺乏信息披露机制。同时,基本药物专项资金投入存在短缺与浪费问题并存、资金投入向发达地区倾斜,导致城乡区域之间的医疗卫生水平的差异加剧、药品供应失衡问题恶化[1]。

笔者在各省(区、市)人民政府网站上查询基本药物补助资金的运作机制时发现,大多省(区、市)仅公布了基本药物补助资金的下达和发放通知,仅少部分省(区、市)公布了资金的使用管理办法,几乎没有地方对基本药物补助资金的运作效果进行考核评价。由于基本药物制度的资金投入缺乏科学运作机制,原本稀缺的医疗卫生资源无法得到最有效的利用,基本药物制度资金投入缺乏科学的运行机制,极大地影响了我国基本药物制度的实施。

(二)基本药物生产供应保障体系监督机制不健全

行政监督是实现行政管理合法化、制度化的重要保证。行政监督通过对行政权力进行牵制和约束,从而在预防、纠错、补救和促进四个方面发挥着不可替代的作用[2]。我国行政监督的制度化发展,对促进政府依法行政、转变政府职能、提高公务员素质发挥了不可或缺的作用。但是,我们也要清醒地认识到,我国的行政监察制度还不健全,存在诸如监督不力等问题。这主要表现在行政监督制度的多样性和混乱性及行政监督的法律监督程度低、弹性因素强。而对于基本药物,不完善的监督机制存在于基本药物生产环节、配送环节和使用环节。

在基本药物的生产环节和供应环节的监督对象主要为医药经营企业,通过法制化建设保障药品的有效供应。2001 年,《中华人民共和国药品管理法》颁布后,政府严格监督药品生产企业的药品生产质量问题。2011 年底,卫生部及工业和信息化部发布了《关于做好传染病治疗药品和急救药品类基本药物供应保障工作的意见》,建议省级卫生行政部门要与工业和信息化部门共同努力,充分利用现有的集中药品采购平台,进一步扩大服务功能,如增设药品生产供应信息动态监测功能,积极发布药品短缺情况、企业生产经营情况、经营公司库存和储备情况,互通有无,保障临床用药需求[3]。2019 年发布的《国务院深化医药卫生体制改革领导小组印发关于以药品集中采购和使用为突破口进一步深化医

---

① Yang L,Cui Y,Guo S F,et al. Evaluation,in three provinces,of the introduction and impact of China's National Essential Medicines Scheme[J]. Bulletin of the World Health Organization,2013,91(3): 184-194.

② 沈亚平.关于行政监督的理论分析[J].天津社会科学,1998(2):108-113.

③ 关于做好传染病治疗药品和急救药品类基本药物供应保障工作的意见[EB/OL].中华人民共和国中央人民政府. http://www.gov.cn/govweb/zwgk/2011-12/02/content_2009066.htm.

药卫生体制改革若干政策措施的通知》规定,健全药品供应保障制度,以集中采购为突破推动医改,并要求建立完善对药品生产企业供应能力的调查、评估、考核和监测体系,保障药品供应①。

在基本药物使用环节监督的对象主要为医务人员,通过医疗机构的规章制度给予约束。目前,医疗机构虽然出台了处方管理办法,对医务人员的处方行为进行考核,但大多数医疗机构的绩效考核内容不明确,指导意见较模糊,大大降低了医疗机构绩效评估的可行性②。同时,评估体系不完善,评估过程缺乏有效监督,评估流程不透明,受到较大的人为干扰,影响了绩效评估的有效性。

尽管,基本药物制度在建立过程中已经通过一些措施规避现实中存在的诸多行政监督上的问题。但现实环境是复杂的,政策的预期效果与实际推行效果之间往往存在一定偏差,现行基本药物制度体系中依然存在众多监督不到位的问题。

三、基本药物制度的激励机制问题

激励措施是提高行政管理效率的有效手段之一,它能激发行政主体和行政相对人的积极性和主动性,起到提高行政效率的效果。但从上述基于现实问题的分析可以看到,基本药物生产经营企业的积极性缺失,医疗机构、医疗人员基本药物使用选择性倾向低下,都反映出基本药物制度下的竞争激励措施不完善。

(一)引导基本药物生产供应的激励机制尚不健全

由于大多数基本药物具有高度的同质性,标准化使制药公司的质量和成本信息较为对称。如果没有政策干预,根据产业组织理论,在这样的同质产品市场中,长期激烈的竞争不可能导致企业通过合谋而限制生产和提价。合谋主要发生在寡头垄断市场,而中国制药业的结构特征是多元化、小型化、分散化、混乱化。这种产业结构使得每家制药公司更加倾向于机会主义行为,加上外部不确定性的影响,这两个原因会使合谋的均衡极不稳定。可以想象,这种没有政策

---

① 国务院深化医药卫生体制改革领导小组印发关于以药品集中采购和使用为突破口进一步深化医药卫生体制改革若干政策措施的通知[EB/OL].(2019-12-03)[2021-05-21]. http://www.gov.cn/xinwen/2019-12/03/content_5457859.htm.

② 王长青,李文敏,陈娜. 民办非营利性医疗机构监管:中美的比较与启示[J]. 学海,2015(6):117-120.

干预的同质化药品将面临激烈的价格竞争和累积的产能竞争,这将大大消耗制药公司的利润。由于这种期望,制药公司生产具有较高同质性的基本药物的积极性自然很低。因此,制药公司必须确保有合理的利润才有足够的动力来生产基本药物。这就需要制定政策,确保一些公司在基本药物市场上拥有独家生产权。

因此,国家实行基本药物制度后,基层医疗卫生机构实行"零差率"销售。由于医疗技术和医疗设备的局限性,依靠药品利润支持医院维持正常运行的格局已不复存在。这给基层医疗机构的健康运行带来了严峻的挑战。政府和社会积极采取的补偿措施已成为保证基层医疗卫生机构长期稳定实施基本药物制度的关键。各地根据当地财政水平、地方医疗机构存在的结构性特点探索出多种财政补偿机制,但部分补偿机制存在弊端,机制的可持续运行有待商榷。

对基本药物供应的激励不足与建立基本药物制度的初衷背道而驰,导致社会效率低下。因此,除制定鼓励企业生产基本药物的政策外,还应对有关部门进行管理,以防止基本药物供应中可能出现的生产短缺和质量问题。

(二)引导基本药物合理使用的激励机制尚不完善

行政行为激励制度的最大意义在于行政激励因素鼓励行政相对人积极参与行政法律关系,积极履行自己的义务和权利[①]。在此基础上,不仅能够实现激励机制的相关内容,提升行政管理相关人员的积极性和行政管理效能,而且使管理者与被管理者能够相互制约、互为促进,从而在满足行政人员需求的前提下有效预防腐败。

随着健康中国战略的推进,基本药物制度所担负的保障人民合理用药的责任也更加艰巨。激励机制是提升政策运行效率的重要手段,是药品使用环节不可或缺的部分。但就目前情况来看,医疗机构医务人员使用基本药物的激励机制存在一些缺陷。一方面,政府出台了一系列基本药物使用管理措施,对不合理使用药物和使用处方牟取私利的行为采取了限制措施和严厉的处罚措施。但由于不合理用药行为很难从专业角度判定,而且单一通过行政权力和惩罚警戒手段未能从根本上解决医疗机构不合理使用药品的问题。另一方面,通过使用经济激励措施来规范卫生服务提供者对药品的不合理使用,出台了《国务院办公厅关于建立健全基层医疗卫生机构补偿机制的意见》以及基层医疗机构综合改革以奖代补等办法,旨在通过标准化绩效评估和经济激励来消除药品与医

---

① 寸玉海.行政激励法制理论研究[J].云南行政学院学报,2014,16(2):32-34.

生收入之间的联系，并规范医生的用药行为。各项政策的出台发挥了一定的积极效果，但很难从根本上改变医生不合理用药的趋利行为。目前，基本药物临床使用激励制度还需要进一步调整和完善。

第三节　新时代国家基本药物制度的建构取向

如果说所述的问题取向规定了基本药物制度建构的方向和重点，而条件取向从外部为建构基本药物制度创设了可能性的话，那么路径取向就是问题取向和条件取向相互融合、互相形塑的结果。路径取向确立了制度建构的模式选择和切入视角，并具体规定了制度建构的方式方法。在本节中，我们借鉴卫生正义理论、利益相关者理论和制度变迁理论，分别阐析了基本药物制度建构与完善的多元化路径、切入路径与系统性路径。

一、卫生正义理论与制度完善的多元化路径

卫生正义理论强调，国家基本药物制度应以利益与负担的合理分配为原则，且合理的分配应当照顾到弱势群体的利益，公平的结果需要一个公平的起点和公平的规则来保证它。从这里我们可以看出，分配构成卫生正义理论的核心环节，而关于分配什么、如何分配等问题，则决定了卫生正义与正义分配理论的多样性。对多样理论博取众家之长的过程，可为我们探索中国基本药物制度完善路径提供一定的启发和引导。

在关于分配正义路径的研究中，大体都是围绕伦理价值、国家政府、市场以及社会机制等方面展开的。相应地，基于该理论探索国家基本药物制度的完善进路，也应从伦理价值、国家政府、市场以及社会机制等方面进行。

第一是伦理价值路径。一方面，应坚持从伦理经济学的视角来看待国家基本药物制度创新问题。当道德经济学或经济伦理将经济分配正义（经济效率）和社会分配正义（社会公平）结合起来实现完全分配正义时，采取了"伦理妥协"的方式，并把它建立在基于"历史原则"的动态之中——根据历史主题来确定当下究竟应该是偏向于分配正义（经济效率）还是偏向于经济或社会公正（社会公平）的原则应该是有偏见的①。另一方面，任何人都不仅仅是经济学意义上的理性个体，同

①　强以华. 充分的分配正义何以实现[J]. 伦理学研究，2016(4)：90-94.

时还是社会与道德共同体中的有尊严的人格,应该被当作具有不可剥夺的权利与尊严的"目的"来对待。如果仅仅以经济补偿或者赔偿的方式来寻求分配正义,那么,这种将某些群体视为"经济人"的姿态,实际上是未能承认个体需求在社会与道德共同体中的复杂性与多样性:除了经济上的富足感与安全感之外,个体还需要归属感、价值感、尊严感以及自由感①。因此,基本药物制度应在遵从基本伦理道德的基础上,同时关注个体价值的实现。

第二是国家政府路径。卫生正义理论认为,医疗卫生公共服务的分配正义是指国家作为主体实行的分配。而无论是直接的市场分配方式,还是间接的政府分配方式,都离不开政府,是政府不可推卸的责任②。为此,在确保强大的"财政汲取能力"的前提下,不仅要重建转型中国的"国家自主性",以实现强大的"再分配能力"③,而且应通过深化改革,通过相应的现代化的政治制度建设来正本清源,获得长期稳定的发展动力④。此外,也应根据适用情境不同而建构风险责任政府、参与型政府或专家-技术型政府,实现风险、收益与责任之间的统一⑤。

第三是市场路径。卫生正义理论将我国医疗卫生公共服务分配正义出现的异化问题,至少是部分,归责于经济领域所体现出来的两极分化现象。中国当今贫富差异的两极分化,在一定层面上表现为"形式化"的差异性正义实现,而其实质却是差异性表现的结果。虽然我们在解决这一问题时关注政府的必要作用,但同样也不能忽视市场的应然功能。中国历史发展的实践证明,市场经济是中国不可逾越的阶段,我们改革开放 40 多年来取得的巨大经济成就也得益于市场经济的转型。因此,正如王黎明⑥所言,在经济分配方面,我们必须以市场为主导。为此,一是要有合法致富的坚强社会制度保证;二是要有对合法致富的健全法律体系保证;三是要努力培养人们的合法致富意识,要以合法致富为荣、违法致富为耻。

第四是社会机制路径。在任何社会中,"个人"和"社会"是可以表达对正义

---

① 郁乐. 环境正义的分配、矫正与承认及其内在逻辑[J]. 吉首大学学报(社会科学版),2017,38(2): 43-49.

② 史瑞杰. 从古代分配正义到现代分配正义:西方分配正义思想的演进理路及其启示[J]. 新视野, 2016(3):5-12.

③ 张晒. 国家自主性与再分配能力:转型中国分配正义的一个解释框架[J]. 华中科技大学学报(社会科学版),2014,28(2):115-119.

④ 易小明. 分配正义的两个基本原则[J].中国社会科学,2015(3):4-21,205.

⑤ 彭飞荣,王全兴. 分配正义中的政府责任:以风险与法为视角[J]. 社会科学,2011(1):103-110.

⑥ 王黎明. 分配正义的困境与对策[J]. 党政论坛,2016(2):26-29.

分配要求的两个基本主体①。虽然社会问题的原因是多方面的,但利益的不公平分配和利益的不平衡是我国许多社会问题的重要原因②。因此,社会主义市场经济要求政府在分配领域取得进展。

二、利益相关者理论与制度完善的切入路径

基本药物制度的实施将影响许多利益相关者,包括政府、药品生产企业、医疗机构和患者。不同的群体有着各自的目标、利益获得方式,其差异化的行为选择都会对制度推行效果产生不同程度的影响。因此,国家基本药物制度的设计需要协调各个理性群体不同的利益诉求,建立制度下的利益相容机制,协调政府、生产者、经营者和使用者的利益,使个体目标服务于整体目标,激励和约束利益相关者的行为。

针对我国基本药物制度推动实施过程中出现的利益相关者不明确、利益相关者的利益类型和利益权重不清晰等问题,应探索一条制度完善的系统性路径。一般来说,这个系统性路径应该包括以下几个方面:

一是要充分把握利益相关主体的基本信息和各自的利益诉求,明确体制创新过程中"谁是利益相关者""这些利益主体如何与国家基本药物制度相关""不同利益相关者各自的利益诉求和利益实现路径"等问题,从而确保制度创制与政策创设的科学化和合理性。

二是探索多元化的政策参与机制和利益表达机制。通过完善社会公示制度、民主评议制度、民主听证会制度、行政公开制度以及新闻发布会制度等,使利益相关主体能够充分了解政策动向并积极参与到政策制定和制度创新过程中,并通过正当渠道将其利益诉求充分表达出来。当然,必要的利益诉求整合聚合机制必不可少,不仅要将分散的、零碎的利益诉求整合起来,而且要对复杂利益关系进行甄别、评判,并基于此而准确定位利益公约数,使国家基本药物制度能够切实成为体现大多数公民利益主张的、符合大多数公民利益的"公共性"制度,从而被大多数公民认可。

三是要加强监督与制度执行评估,防止国家基本药物制度及其支撑性政策体系在执行过程中出现价值失范现象,偏离既定的政策目标,甚至成为少数群

---

① 向玉乔.社会制度实现分配正义的基本原则及价值维度[J].中国社会科学,2013(3):106-124,205-206.

② 董法尧,李如跃,杨权,等.分配正义视阈(域)下政府与市场关系探讨[J].经济问题,2016(3):41-45.

体或特权群体寻求利益的工具。因此，建构国家基本药物制度监督与评估机制，必须将不同利益相关者整合在内，这样不仅能够整合多方资源、强化制度与政策的全面而系统的监督约束力量，而且使评估反馈机制能够真正体现制度对象的利益满足情况，从而提升制度持续创新的针对性和方向性。

三、制度变迁理论与制度完善的系统性路径

在前面关于制度变迁理论的分析中，我们指出系统的设计应该随着环境的变化而调整。变化通常由规则、规范和边际调整组成，以实施组成机构框架的复杂结构。那么，应如何实现制度随环境变化的相适调整呢？我们认为，一方面，制度变迁是一个渐进的过程。任何成功的制度都不是一次设计建成的，满足要求的系统在实施后期不能与及时调试分开。因此，建立基本药物制度也应该是一个不断改进和完善的过程。另一方面，推动制度创新与完善也要做好制度的顶层规划，一个未雨绸缪、提前规划的顶层设计是非常有必要的，应在对各种因素科学预测的基础上，提前做好制度的规划和设计。基本药物制度的完善也需要合理的顶层设计以发挥指导作用。根据制度变迁理论的这两方面要求，在针对前文所述我国基本药物制度所存在的诸多问题而进行制度完善时，也应从这两方面探索一个系统性的操作路径。

一方面，正如理性选择制度主义者所主张的，"个人"和"个人偏好"是讨论的出发点，并且制度是作为解决集体行动的困境即作为谋求利益最大化的手段而形成的，因此只有在发生外部冲击或个人利益和偏好发生变化的情况下，才会产生制度的变迁[1]。故而，制度总是与社会个体及其生活过程呈现出复杂的互动关系，虽然具有规范和评判功能的制度以重塑和改造不确定和弹性化的生活逻辑为己任，然而生活却因常常构成制度实践所赖以生成的文化和社会心理情境而成为制度实践者难以觉察的"前见"[2]。正如肖瑛所指出的，正式制度并非先验地系统性存在，而是各种正式制度在实践中围绕特定事件或者诉求松散地结合在一起的结果[3]。因此，理论界普遍认为，在国家政治体制的最高层设计过程中，属于不同利益群体的社会组织或利益集团的产生应被视为制度形成的

---

①　河连燮.制度分析：理论与争议[M].李秀峰，等译.北京：中国人民大学出版社，2014：106.

②　张振波，金太军.政治安全问题的微观根源：基于制度与生活逻辑的分析[J].北京行政学院学报，2016(3)：45-49.

③　肖瑛，Zhao Y Y.从"国家与社会"到"制度与生活"：中国社会变迁研究的视角转换(英文)[J].中国社会科学(英文版)，2015，36(4)：76-90.

逻辑起点和实体条件,这已成为制度安排和机制形成的必要路径依赖①。因此,完善国家基本药物制度,其一,应充分考量来自作为社会个体的医务人员、药品生产企业以及患者的利益诉求与主张,并基于其偏好而设定应然的渐进性制度完善方案;其二,制度的变迁过程不可避免地会出现制度的缺位、越位以及制度之间的冲突,此时,应更加重视国家基本药物制度在实现稳定预期中的正确作用,避免制度功能阶段性紊乱所带来的价值失范乃至制度认同消弭,而后者必然会使国家基本药物制度完善朝向背离既定目标的方向发展。

另一方面,在制度变迁理论的诸多构成性理论中,国家理论强调了国家(及其政府组织)在推动制度变迁及其社会经济中的关键性作用。政府的主要职能之一是制定市场规则,同时监督这一规则的运作。道格拉斯·C.诺思指出,再差的政府强于无政府,再坏的规则强于无规则,因此服务性是国家功能的一个侧面②。因此,在完善国家基本药物制度的过程中,要充分认识到国家和政府在规划、统筹、监控、调控等方面的决定性作用。为此,在完善国家基本药物制度的过程中,就应从以下三个方面具体形塑国家政治系统的功能与作用:一是发挥国家在制度创新中的战略重心确定和政治价值引导的功能,将国家整体性发展重心融入制度调整与完善过程中,从而为基本药物制度创造必要的相适性环境并提供支撑性条件,同时通过价值引导和意识形态约束促使人们自觉遵守相应规则,降低制度运行的成本;二是在基本制度完善过程中实施有关政策的有效供给,实现国家基本药物制度的调整和创新,能够在强制性政策的传播和执行过程中实现社会深耕,从而减少制度完善的阻力,提高公众对制度创新的认可度;三是要实施基础性制度形成后的有效监督与控制,以防止新制度和新机制在执行过程中出现随意性。而其中关键性的办法就是减少政府部门的自由裁量权,通过制定管制范围和实施办法的相关制度保证制度执行的规范性和有效性③。

---

①　蒋京议.社会转型期制度变迁特征分析:以国家政治系统顶层设计思路为视角[J].社会科学战线,2014(3):169-173.
②　道格拉斯·C.诺思.经济史中的结构与变迁[M].上海:上海人民出版社,1994:24.
③　同②.

第八章 新时代完善国家基本药物制度体系的对策建议

国家基本药物制度旨在通过为城乡居民提供安全、有效和廉价的基本药物来保护公共健康权利和改善国家整体健康状况。基本药物制度作为解决药品供应失衡问题、减轻医疗费用负担、保障药品合理使用的有效工具,其制度安排需要以正义理论为价值导向,以建立利益相关者的利益相容机制为手段,以制度变迁路径为依据,逐步消除在不同地区、不同阶层中存在的医疗资源供给失衡,保障公民能够平等、可持续地享有廉价、优质的药品,不断完善我国基本药物制度体系,提高制度效率,最终实现中国基本药物制度的目标体系。

基本药物制度目标的设定应当基于当前阶段的具体问题及其成因、受益于国内外制度建构的先进经验、体现于制度改革的问题取向、受制于制度建构的条件取向并取决于制度建构的路径取向,并具体体现在药品供应、价格和使用等具体领域之中。具体来说,在药品供应领域,基本药物制度目标在于消除药品供应短缺现象,弥补药品供应结构性失衡缺陷;在药品价格领域,基本药物制度目标在于消除利益驱动下的药价攀升与报销机制缺陷下的负担过重的主要矛盾;在药品使用领域,基本药物制度的目标是保证人民群众的药品质量,改善人民群众的合理用药水平。

笔者基于前文对基本药物制度的探究总结,提出了建立国家基本药物制度的目标体系(图10)。本部分将分析国家基本药物制度目标体系下的每个子目标,提出目标实现的可行路径与路径实施的具体建议。

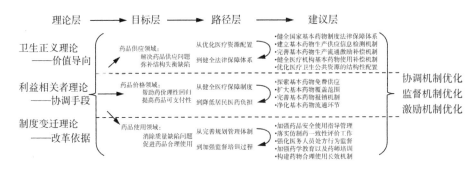

图 10　国家基本药物制度目标体系建设路径

第一节　完善药品供应制度的对策路径：
从优化医疗资源配置到健全法律保障体系

　　对于药品供应部门而言，基本药物制度的目标是解决供应短缺问题，弥补结构失衡缺陷。健康正义理论要求基本药物制度尊重社会每个成员享有基本健康的平等权利，合理考虑不同群体获得健康的合法权益。因此，基本药物制度创新需要符合健康正义理念的顶层设计，最终确立公众获得健康保护的公平性。这也是基本药物改革从根本上保护每个人获得基本药物的首要任务。此外，为解决我国药品生产供应领域常年累积的弊端和各利益相关集团之间矛盾突出的问题，还须建立强有力的利益协调机制，通过加强政府与企业沟通、增加应急预警和及时启动应急处置等措施，以准确地体现政府在现阶段对药品流通行业的改革主体思路，达到在维护稳定性利益群体合理利益的同时，有效平衡不同利益集团冲突的影响。

　　笔者基于研究，提出基本药物制度药品供应子目标体系建设路径，如图11 所示。我们认为药品供应中存在的问题主要表现在"供应总量不足下的药品短缺"和"供应结构失衡下的公平漏洞"。前者是关于药品生产、流通企业及医疗机构的积极性问题，归根结底是药品供应链中上游的激励约束机制存在缺陷，包括缺乏有效法律约束、药品供应监测机制不健全、基本药物生产流通企业缺乏积极性、医疗机构基本药物配备使用缺乏有效激励措施与监督机制等等，后者主要涉及政府医疗资源的配置。基于基本药物制度利益相关者的利益兼容机制，拟从以下几方面实现"解决供应短缺问题，弥补结构失衡缺陷"的基本药物制度供应目标：

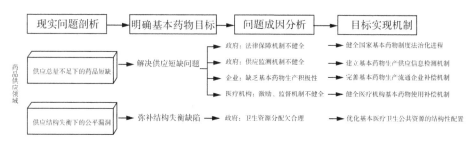

图 11 基本药物制度药品供应子目标体系建设路径

一、健全国家基本药物制度法治化进程

基本药物制度在落实与推行过程中，涉及多方利益主体的权利义务。由于各方利益主体的利益诉求和立场各不相同，难免会出现复杂的争议状态。同时，在基本药物政策推进过程中，可能会出现危害基本药物政策的行为和现象，需要予以纠正与惩治。所有这些问题的解决，都是在依法治国的背景下完成的，都必须依赖法律的手段和途径加以保障，因此，基本药物政策的法治是实现改革目标的有力保证。然而，我国基本药物政策法治化的进展较为缓慢，并且出现了不少问题，急需以法学理论的视角重新梳理、分析、设计基本药物法治化的路径和内容。

因此，加强基本药物制度的法治建设，必须进行统一的药物政策立法。以国家基本药物制度为重点，强化对国家有关基本药物生产、采购、流通、使用和管理的相应规定和相应法律责任，加强卫生执法监督体系建设。建立权责明确、职责有效、监督有效、活动规范化的基本药物制度，确保建立反映公众意愿的公共监督管理制度。站在立法模式高度，使基本药物制度在我国内部明确化，使基本药物的整个制度成为一项具有绝对性的法律规定，并确保通过国家强制力来推进基本药物制度无疑有助于基本药物政策的实施。

为确保基本药物的可持续供应，应从以下几个方面改进基本药物政策的法律制度：

1. 基本药物目录制度。明确规定国家基本药物目录形成、修改的程序，处理好基本药物保障和促进药物技术进步、鼓励医药科学发展的关系。

2. 基本药物政策推进与落实的组织系统。确定政府或者政府的各个部门在推进和落实基本药物政策方面的职责、权限、运转程序等。

3.保障药物安全与政府监管基本药物政策落实,保障基本药物生产、流通、采购的措施与方法。

4.阐明参与实施基本药物的各方的权利和义务。

5.规范施行基本药物政策中各种争议解决的法律途径和程序。

6.禁止危害基本药物政策秩序的行为以及追究相应的法律责任。

二、完善基本药物生产流通企业激励与补偿机制

基本药物由于其特殊的社会属性,要求其必须价格低廉、保障供应。如果没有政策干预,各个环节的层层压价只会使廉价的基本药物变得质量低下,最终走向灭亡①。只有政府才能兜底,建立基本的药品供应和质量保证机制,对低利润药品和稀有药品给予一定的倾斜照顾,以改变低价药品走向“死亡”的命运。

出于制度理论的考量,为使某项制度政策效力最大化,需要有效化解实施过程的阻力因素,基本药物制度亦然。因此,对于基本药物生产端存在的生产企业动力不足致使部分基本药物供应不足这一问题,应采取适当激励措施予以解决。基于国内外经验分析,研究建议采取对生产企业减息甚至免息贷款的方式,尽可能减少基本药物生产企业的筹资成本。同时将积极参与报告、咨询、分发和供应短缺药检信息的生产和销售公司列入信誉良好的公司名单,并提供一定的政策支持。对于基层市场薄弱环节,企业应调整销售方向,加大基层销售渠道,积极适应基层医疗市场需求,在基层市场有竞争格局。在实行基本药物制度的过程中,出现了恶意投标、负面生产劣质药品、追求不当利润等不良作为,造成了不良影响。因此,政府应引导企业树立企业文化,加强道德约束,促使其健康发展,为推进基本药物制度建设发挥积极作用。

此外,政府应当利用规模经济理论,采用扶持与引导并进的手段,促进医药产业结构优化,对需求量大的基本药物可以动员企业采用大包装大量生产的方式,使得企业既能保证产能最大化,又能提高效率、降低成本。鼓励企业做优做强,持续推动供给侧改革,所减少的成本通过资本循环一方面变成了生产企业的利润,另一方面变成了患者结余的药品支出。对于需求较少的基本药物,政府需要从国家层面给予补助,建立定点生产机制。对于价格低廉、企业利润低

---

① 有研究曾明确指出,在影响基本药物可及性的诸多问题中,最需优先解决的是企业不生产或少生产基本药物的问题。参见席晓宇,徐丹妮.基于文献研究视角的基本药物可及性问题研究[J].药品评价,2012,9(8):6-12.

的基本药物,可以利用所得税减免、二次补贴、研发补助等形式提高药品生产企业的积极性,保障经典廉价药的市场供应。不断推进完善基本药物生产的激励与补偿机制,这样既可以维持基本药物的准公共品性质,也可以使基本药物生产端的矛盾有所缓解。

三、建立基本药物生产供应信息监测机制

从国家多种药品供应管理信息系统运行机制的角度来看,要完成药品生产监管、储备信息监测、医疗机构使用信息监测等多方数据互联共享是信息化建设必不可少的功能,并逐渐成为国际惯例。尽管我国基本药物供应监测已广泛开展,但仍存在监测环节缺失、数据上报滞后、预警及分级干预机制缺乏等问题。网络平台的建设普遍比较粗糙,功能比较单一,同时医院药品库存供应、使用的具体跟踪指标信息透明化程度也较为薄弱。

因此,我国须进一步加强基本药物生产供应信息监测体系的建设,逐步实现药品研发注册、生产流通、采购使用等各环节短缺药品信息检测全覆盖,及时了解基本药物生产情况,密切监控企业相关品种的产能变化,对可能出现的短缺产品及时监控和监管。主管部门应鼓励新的药品生产企业注册,改变独家生产的局面,避免一旦某一独家品种的生产企业出现问题导致药品短缺的现象。建议建立基于各省药招平台的短缺药品监测预警平台,以便实时收集、审核、发布基本药物短缺与替代药品信息,为国家相关部委实时提供全国短缺药品统计数据,使其能及时掌握全国药品生产、供应情况。

同时,医疗机构应定时反馈临床必需、不可替代的基本药物储备情况,建立短缺药品信息系统,公开短缺药品信息,并及时提出预警和进行提前储备。通过市场运作,与大型药品批发公司合作,建立基本药品短缺应急储备机制。建立国家或地区药物应急储备中心,动态调整药品储备的种类和数量。提高医疗储备专项资金使用效率,减少闲置资金和浪费资金的情况发生。建设基于大数据应用的药品供应保障综合管理平台,实现基层基本药物采购信息数据的共享,不同等级的数据供不同等级的研究人员研究,确保基本药物的正常生产和及时供应。

四、健全医疗机构基本药物使用补偿机制

医疗机构是为了以独立法人的身份谋取利益而存在的经济实体。同时,它也是一个承担一定福利职能的公益机构。一般来说,我国的医疗机构通过三种

渠道获得营运资金：财政补偿、医疗服务费和药品补贴。但是，随着基本药物制度的深入实施，社区卫生机构销售的所有药物将不会因药品补贴而获利。再加上国家一直通过规制性政策严格控制医疗机构的医疗卫生服务费用，因此导致医疗机构的正常运行必然愈发依赖于政府的财政补偿。事实上，从一般意义上来说，应健全、理顺政府对医疗机构的补偿机制与渠道，纠正后者"以药补医"的行为，纠正医疗费用不断上涨的不良现象。只有这样，医疗机构才能真正成为合理用药和保障人民群众医疗卫生服务的有效载体。

要维持基本药物的及时可持续供应，同时切断医疗机构药品收入补偿渠道，就必须坚持以政府财政补偿为主，维持基层医疗的弱激励模式。由于不同地区经济发展水平存在差异，直接导致了地方政府补偿能力的差异。在确定补偿模式时要充分考虑地方政府的实际补偿能力，根据不同地区的经济发展水平，探索合理的经济补偿机制。

同时，加强与医保联动，医保经办机构与医疗机构"结余留用、合理超支分担"制定药品医保支付标准引导合理用药。加强对医保基金的管理，可以提高医保基金的预算、精细化管理水平。着力探索重大疾病保险体系融合方式，形成覆盖广泛的基本医疗保障体系。不断加强医疗机构配备使用基本药物激励考核与监督，不断健全完善基本药物补偿机制，从源头上保证医疗机构的基本药物优先配备使用。

五、优化基本医疗卫生公共资源的结构性配置

我国基本药物制度推行中存在药物供给产能过剩和医疗机构服务供给不足的结构性失衡问题。因此，优化医疗卫生公共资源的结构性配置，就应从医药供给侧改革和地区结构性均衡两方面来进行。

1. 药品供给侧改革。药品供应方包括药品生产公司和医疗机构。对于生产型企业而言，他们渴望生产高价高利润的仿制品，缺乏自主创新，盲目低水平重复建设。为此，政府要通过药品监督管理网络，进行有效的宏观调控，加强对生产、运输、配送和销售的监督管理。建立基本药物月报制度，在基本药物生产和配送总量异常时，及时向监管部门发布药品监督管理网络警示。

一般而言，国家基本药物的配备和使用应符合以下基本原则或标准：第一，建立基本药物优先选择和合理使用制度；第二，所有基层医疗卫生机构都配备使用基本药物并实现零差率销售；第三，所有其他类型的医疗机构也必须按要求配备使用基本药物；第四，所有零售药店都应配备和销售基本药物。

对于医疗机构而言,存在医疗卫生服务供给不足的情况,此时应当积极探索社会资本和第三方力量在服务供给上的功能和优势,鼓励社会资本建立实施基本医疗体系的非营利性基层医疗机构和民营基层社区卫生服务机构,政府应通过购买服务等补助方式加强其非营利性质。

2. 地区结构性均衡。长期以来,中国的城乡社会结构是双重的。偏远地区医疗卫生状况远远滞后于经济发达地区,城乡医疗卫生体系的巨大差距加剧了城市和农村人口身体素质的差距,导致"因病致贫",贫困人口的经济负担进一步加重。

基本药物制度建立在公平正义的基础上,应通过提高基本药物制度的公平性,缩小城乡、地区和人群间获得药品的能力差距,提高卫生系统的整体公平性。对此可以加大中西部地区、农村和偏远地区的医疗卫生资源投入,缓解由资源分配不均衡带来的区域间的健康差异;为困难人群、残疾人、妇女儿童、老年人等弱势群体建立特殊关怀,如提高医保报销比例,推行部分药品免费计划等。

应促进基本药物制度公平性的提高,确保基本药物的供应,使所有公民有平等的机会享受政府组织的医疗服务体系中类似的基本医疗和卫生服务。从公共财政和社会资源的再分配可以实现所有公民对基本药物的公平获取,实现区域间结构均衡的目标。值得指出的是,政府机构及其各职能部门作为医疗卫生公共资源配置的主导性主体,应明确划定各政府部门职责,并加强内外两方面力量的监督和制约。例如,要优化药品采购机制,加强医疗机构短缺药品有限配备、统筹调剂和使用的监督;要加强对公共资源交易工作的指导,结合现有渠道为检测预警系统建设提供全面支持;要积极引导短缺药品生产企业的技术改造,增加生产和供应能力;等等。

第二节　完善药品价格制度的对策路径:
从健全医疗保障制度到降低居民医药负担

新时代我国居民面临的药品价格问题主要表现为"利益驱动下的药价攀升"和"医保报销缺陷下的药品负担过重"。在药品价格方面,基本药物制度的目标是"帮助药价理性回归,提高药品可支付性"。若想提高患者的药品可负担性,强制降低药品价格是最直接的手段。但该手段发挥的作用有限,也可能影响药品生产和流通企业的积极性,并带来严重的副作用。

　　基于上述研究，图12梳理了导致药品价格问题的主要成因，并提出了实现基本药物价格管理目标的制度改革路径，希望通过净化药品流通环节、改善医务人员收入结构的手段协调各利益相关者利益，使基本药物供应环节利润合理分配。通过探索基本药物免费供应、完善基本药物报销机制的手段，建立人人可负担的基本药物价格管理长效机制。

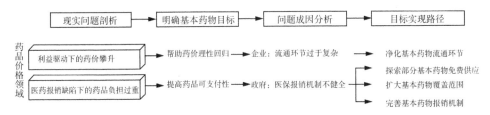

图12　基本药物制度药品价格子目标体系建设路径

一、净化基本药物流通环节

　　特定的制度不仅决定了哪些经济活动是有利的、可行的，还会借助于如管制手段、治理结构、机制设计等因素，它会影响与利益相关的群体的行为模式，从而影响机构运作的效率和有效性。因此，在制度设计时采用充分引入竞争、促进决策的分散化、明晰制度界定、淘汰低效组织等手段，对于提升制度运行效率而言至关重要。

　　作为一种特殊商品，医药行业的经营状况直接关系到人民的健康和生命安全。医改以来，国家基本药物制度初步建立，医药领域的改革逐步深化。但由于多种原因，我国药品行业"多、小、散、乱、差"的局面尚未从根本上改变，药品质量参差不齐、流通环节混乱、价格高昂、药物滥用等问题依然突出。价格高昂的内在原因在于药品流通价格的上涨。基于上述制度模式对利益相关者行为的影响原则，我们可以认为药品流通渠道的"运动员"之所以会通过不断犯规来获取利润，是由于其认为在现有的监督机制下，违规行为的成功率依然较高，又或者说是在现有的处罚机制下，违规行为所获得的利润依然高于违规行为付出的代价，即当前的监督机制、处罚机制未能实现有效约束。

　　药价的形成包括出厂价格、中间商业流通费用和医院使用利润。目前大部分药品的出厂价格不高，药价高的核心在于中间流通环节。针对此问题，国务院医改办大力推行"两票制"，压缩药品流通环节。"两票制"是指药品从药厂出售给第一级分销商开具发票，经销商将其出售给医院并再次开具发票。"两票"

将用于取代目前常见的七票或八票,以减少流通层级的增加。这意味着有效的规则将消弭投机行为。2017 年初,国务院发布了《关于进一步改革完善药品生产流通使用政策的若干意见》,并阐述了国家战略的指导意见,即"提高药品质量疗效,促进医药产业结构调整"。明确优化调整基本药物制度,加快评估上市仿制药质量和效能的一致性,落实药品购销"两票制"。进一步提升临床路径覆盖,提倡处方共享和公开,强化药物使用监管等。因此,"两票制"制度的推行,在促进基本药物制度实施、解决药价虚高问题、破除以药补医、减轻全社会医药费用负担方面具有积极作用。

考虑到基本药物涉及品种繁多、政策覆盖范围广等因素,在净化基本药物流通环节的过程中也应循序渐进,针对不同实施地点、实施对象制定详细的"两票制"推行方案。笔者认为,对于常见的、需求量大的基本药物可优先实行"两票制",部分市场供应渠道简单的基本药物,甚至可以直接鼓励其实行"一票制"。短缺药物主要的供应保障风险在于企业出于成本、效益的考虑,有可能会放弃该类药品的供应。因此,对于这类短缺药物,应根据需求设定临界值,健全全国短缺药品监测预警系统,完善采购配送机制,探索短缺药品集中带量采购机制,给企业稳定的市场需求预期。具体数额或类型是结合医疗机构和企业的实际情况确定的。

二、探索部分基本药物免费供应

从国外经验来看,建立部分基本药物的免费供应制度是许多国家降低药品负担的一致做法。我国前期已经有了基本药物免费供应的实践经验,但是实践地区较少,而且主要覆盖的疾病仅有高血压、糖尿病和重症精神病三种,建议在此基础上将部分基本药物免费供应的做法推广至全国,建立专门的基本药物免费供应目录。

随着我国老龄化社会的到来,各个家庭中老年人带来的用药负担将不断增加。由于国家基本药物的免费供应是一项带有福利性质的政策,考虑到让资源的效益最大化和卫生事业的公平正义,建议优先针对老年人群、贫困人群、慢性病人群和重大疾病人群提供免费供应的药物,从国家基本药物目录中为特定人群选择所需和常用药物并确定免费供应目录。

另外,由于我国地区之间药品使用结构和财政水平的差异显著,作出如下建议。基本药物免费目录分成国家级和省级两类不同层次、覆盖不同价格药品的目录。国家免费目录是最基本的药品目录。建议从现行国家基本药物目录

（685 种）中遴选出针对常见病、多发病、部分慢性病治疗的价格低廉、疗效稳定的药品，在全国范围内推行免费供应，费用由国家财政负担。省级免费目录由各省（区、市）根据自身经济、卫生保健水平、疾病谱等，不限病种范围，依据合理用药的原则，从疾病最基本、最合理治疗方案中选择基本药物组建目录，实行省级免费，由省（区、市）财政或者是医保基金负担。

三、扩大基本药物覆盖范围

世卫组织基本药物标准目录中的药物数量及其涵盖的疾病范围正在不断扩大。2023 年 7 月 26 日，世界卫生组织（WHO）发布了最新版《WHO 基本药物示范目录》（第 23 版），此次最新版基本药物示范目录中成人药物品种增加到 502 种，儿童药物品种增加到 361 种。除常见疾病和常见药物外，还增加了主要的抗癌药物和免疫抑制药物。世界上有 150 多个国家和地区用世卫组织的基本药物示范目录来指导决策，根据证据和健康影响来确定哪些药物最具性价比。

公平获取是基本药物的最基本特征，也是政府公共服务责任的重要指标。与国外基本药物制度发展的主要趋势相比，目前中国基本药物制度的发展使得基本药物的承受能力在更广泛的范围内得到保证。因此，有必要在开展基本药物的临床评价研究、构建系统的基本药物临床评价机制的基础上，扩展临床应用指南，科学评价各类疾病最基本、最合理的治疗方案，组成应用指南或标准治疗指南。即打破"主要是常见的、多发的传染病"的范围限制，进一步增加了居民基本药物的负担能力。

四、完善基本药物报销机制

医生过量开药，开具高价药物，导致病人负担过重，同时也增加医疗保险基金的支出。因此，加强医保支付方式改革是抑制药费不合理上涨的有效手段。提高药品的可负担性应当充分完善医保报销机制，最大限度地发挥医疗保险的管用、高效作用，改变对医务人员、医院的激励约束机制，从而促进科学诊疗和合理诊疗的深入推广，减轻药品负担，提高支付的可负担性。

为此，有必要尽快提高基本药物报销比例，扩大基本药物支付比例与非基本药物支付比例的差距。突出基本药物的特殊性，强化基本药物作为国家福利的公共政策，并提高患者对基本药物的承受能力。应该说，十三届全国人大常委会通过的《中华人民共和国基本医疗卫生与健康促进法》第五十九条中"基本药物按照规定优先纳入基本医疗保险药品目录"就是突出基本药物作为国家福利性公共政策的一大体现。当然,如何有效、全面、准确、及时地落实政策,是决定政策成效的另一重要因素。

报销比例的提高同样可以从两方面入手。一方面,从国家层面通过财政拨款提高全部基本药物报销比例。例如,2017 年 2 月的国家医保目录发布,将部分基本药物从医保乙类调入医保甲类,大大提高了基本药物的报销比例,这是缓解药品负担的成功举措。另一方面,由地方政府在财政许可范围内,结合当地实际情况,适度提高基本药物报销比例,或选择部分适用范围更广、使用量更大的基本药物优先提高报销比例。例如,宁夏于 2018 年 3 月发布了《关于印发 2018 年全区药品供应保障工作要点的通知》,这意味着基本药物将通过自治区内的财政补贴或医疗保险报销手段免费使用,进一步促进了基本药物的公平获取。

第三节　完善药品使用制度的对策路径：从完善规划管理体制到加强监督培训过程

毫无疑问,基本药物制度是合理使用药物的保证。以上分析表明,现阶段用药领域存在的主要问题是"质量缺陷下的用药安全问题"和"不当处方下的用药失范问题","消除质量缺陷问题,促进药品合理使用"是用药领域基本药物制度的主要目标。

笔者基于"确定目标—分析目标—实现目标"的思路分析了药品使用领域基本药物制度创新与目标实现的有效途径(见图 13)。笔者认为,为规范药品使用环节,建立人人用药有方的基本药物合理使用保障机制,首先应消除阻碍合理用药的客观障碍,通过加强药品安全使用指导管理的措施、合理调整基本药物目录,确保优质优效、适应临床需求药品的配备充足;其次应强力打击主观诱导性不合理用药行为,以强化医务人员处方行为监督为手段,遏制逆向选择行为的发生;最后还应消除由于医务人员能力缺陷和患者认知缺陷导致的非刻意性不合理用药,通过加强药学教育、药师培训、基本药物宣传等措施,建立药品合理使用长效机制。

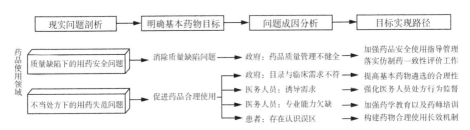

图 13　基本药物制度药品使用子目标体系建设路径

一、加强药品安全使用指导管理

虽然我国目前建立了相关药品安全的责任体系,但当下的药品安全责任制度依然存在较多漏洞。目前,药品安全责任一般由医药企业承担,而将政府责任粗略地表述为"地方政府、监管部门各负其责"是不合理也是不公平的。政府应根据药品安全事故的来源划分责任,准确落实药品质量安全责任,有针对性地处理药品相关事件。

由于药品质量问题受到多方行为的影响,基于利益相关理论,由质量问题导致的药品安全问题应由企业负责,临床不合理用药引起的滥用药物现象应由医疗机构负责[①]。建立健全行政责任追究制度,强化对质量的监督制约。持续推进药品安全责任体系评价试点工作,积极探索建立评价工作与中央支付转移项目、专项整治检查考核、评优评先的协同机制,鼓励地方政府将药品安全作为重要民生工程来抓,进一步落实药品安全责任,全方位、多层次推进药品安全责任体系的建设与完善。

除此之外,政府还应关注患者以及普通社会公众对基本药物的认知情况,通过大力宣传教育,扭转公众误解基本药物为"廉价药物"或"无效药物"的错误观念。政府有关部门可以利用广播、电视等传统媒体及论坛、微博、微信等新媒体广泛宣传基本药物制度的公益性质,让公众能够清楚了解安全、有效、负担得起的基本药物的特点,逐步消除患者的顾虑,为实施基本药物制度创造良好的氛围。

二、落实仿制药一致性评价工作

基本药物中价格低廉、临床适用范围广的仿制药品占绝大多数。如果仿制

---

①　韩胜昔. 基于社会性规制的药品安全监管制度研究[D]. 上海:复旦大学,2014.

药一致性评估不能有效筛选不符合安全标准的仿制药并迫使它们退出市场,那么患者将承担药物质量安全的巨大风险。一致性评价工作从启动至今,已经取得了重大进展,但基本药物的一致性评价进展缓慢,存在药品质量安全和供应保障难以同时有效保证的问题。

从以上分析可以看出,我国应该及时调整和改进目前的计划和技术战略,并对基本药物的一致性评价进行不同的处理。我们建议可以尝试以下改进:

首先,要加强药品合格评定工作的法律保障,提高现行合格评定工作的立法水平。由于现有的仿制药法律体系不完善,合格评定工作的实施缺乏具体的法律依据。如果合格评定的具体要求是在法律规定之前制定的,则可能与随后修改法律或引入新法律相冲突。因此,建议将仿制药重要概念和合格评定的定义写入药品管理法。然后,根据法律规定,一致性评价工作的总体实施计划将进行逐步完善。

其次,对基本药物合格评定给予了更多的关注和特别保证。基本药物种类繁多,生产企业众多,临床使用频率高,是药品一致性评价的重点。针对目前存在的基本药物一致性评价进程缓慢、药品断供风险增加等问题,政府可通过对基本药物企业予以医保支付方面的支持,以及对医疗机构优先采购、技术改造给予支持等政策鼓励措施推进一致性评价进程,出台通过一致性评价药品的优先采购政策和医保支付标准。

三、提高基本药物遴选的合理性

基本药物目录是国家基本药物政策的基础和核心,也是对医疗机构用药行为的调控,可促进临床用药的安全有效使用。提高合理用药水平的有力手段对合理用药具有重要意义。然而,在上述研究中,我们发现国家基本药物目录在选择目录和临床使用过程中存在问题。例如,基本药物目录存在基本药物种类太少和供应不足的问题。此外,国家基本药物遴选系统基本药物遴选委员会相对缺乏公共卫生、药物政策、药物经济学、药物警戒和药物安全方面的专家。实际操作中循证医学和药物经济学指标的权重较少,药物评价工具应用不足,遴选结果缺乏客观、科学的证据做支持,也缺乏统一的评判标准和完善的监督体制。此外,在我国目前的品种调入调出机制中,有关品种的具体评价机制尚不完善,品种调整标准较为宏观,缺乏可操作的细则,且透明度不高。目录的遴选应根据国家疾病流行状况、公共卫生相关性、安全有效性、相对成本效益,选择预防和治疗中必要的、价格合理的药物,以促进基本药物能够得到合理使用。

针对这些问题,我们可借鉴国际经验作如下处理:一是进一步选用符合居民需求的低成本、高效率药物,覆盖呼吸科、眼科、皮肤科等常见疾病临床首选基础用药,突出基本、防治必需、中西医并重,完善基本药物目录。扩大指定药品生产范围,及时监督管理相关公司,确保基本药物的生产和销售。同时,可以尝试建立基础医药短缺报告处理机制,并采取相应的生产保障措施,预防和有效消除基本药物的供应不足问题。二是从国家层面评估基本药物对于基本医疗卫生体系和患者的价值。完善药物经济学评估机制,进行多源数据综合分析,注重运用基本药物使用监测数据和临床综合评价结果。通过基本药物的成本—效用分析(Cost-effectiveness analysis)、预算影响分析(Budget impact analysis)评估其核心价值。三是提高基本药物目录遴选的公开透明程度,规范基本药物本药物目录专家委员会,委员会成员广泛覆盖各临床专科专家、药学专家、循证医学、卫生技术评估(Health Technology Assessment,HTA)专家、政府相关行政管理部门人员(卫生决策者)、患者团体非政府组织代表、企业、市民等。委员会成员参与政策制定指南编写,保证各个利益相关者均可以参与到遴选过程中。这不仅有利于合理吸收各方面的意见,而且有利于多准则决策分析,促进决策过程科学化,合理利用资源。

自我国基本药物制度实施以来,基层医疗机构已基本实现基本药物全覆盖。随着医疗体制改革的推进,基本药物制度的下一个目标是增加二级和三级医疗和专科医院中基本药物的使用。在临床使用中,各级医疗机构在用药结构上存在很大差异,综合医院与专科医院的药品需求也相距甚远。二、三级医院解决的是疑难杂症,专科医院则是致力于治疗某一专业领域的疾病,如果与基层医疗机构使用同样的目录范围,必定不利于临床的合理用药。为此,我国可以借鉴津巴布韦的做法,对基本药物目录进行分类和管理。根据各级医疗机构的需要,建立适合当地情况的高度适用的子目录,这是促进药物合理使用的有效措施,也是解决临床需求的必然途径。

四、强化医务人员处方行为监督

医师行为的规范化是解决药物不合理使用问题的最直接的方式。一个高效的卫生系统应该首先让每个人对自己的行为负责,并承担自己行为的后果。在医疗机构内部,需要通过建立合理用药处方评价的考核制度对个体行为进行约束。定期检查医务人员的处方结果,评估基本药物处方书写的适用性和基本药物的临床使用(药物使用适应证、药物选择、给药途径、剂量、不相容性等),确定并实施干预措施和改进措施,促进基本药物的合理使用。通过建立和完善基本药物处方评估和监督制度,不断规范医师处方的实践,继续改进和提高处方质量,确保医疗安全。

在实际操作中,我们可以参考国外医疗机构的经验,并邀请药剂师进行定期的处方审查,或全面建立带有处方限制的电子处方系统,提高基层医生的合理处方意识行为。处方点评结果将与医生的临床绩效评分挂钩,若当事医生和科主任认为处方点评存在疑点,可按图 14 的流程进行申诉,医院对未优先合理使用基本药物的医师进行全院通报并处以经济处罚。

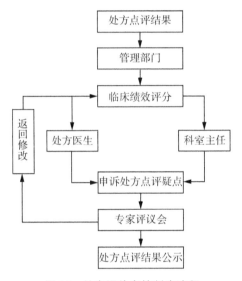

图 14　处方评价考核制度流程

五、加强药学教育以及药师培训

除了逆向激励诱发医务人员主观上的不合理用药外,客观上的专业知识缺乏也是导致临床用药不合理的因素之一,因此需要加强药学教育以及药师培训来达到合理用药的目标。1993 年,卫生部印发了《临床住院医师规范化培训试行办法》,开始全面实施中国临床住院医师的规范化培训。但是,不同单位培训的条件参差不齐,导致培训质量良莠不齐,我国的临床药师由于职责不明确、地位界定不清晰等问题,更是存在专业素质普遍不扎实的现象。

建立完整的药师管理体系,应当将我国医疗机构的药师和药品流通领域的药师纳入统一管理,形成包括药师资格、注册管理、继续教育、监督管理的完整体系。强调申请人的药学工作经历要求,适当提高申请条件。明确报考药师须具备一定的临床药学工作经验,可以参考境外地区对报考人员在药学实践方面的要求。统一实行全国性药师执业资格考试,适当提高报考条件,比如对于学历要求仅限药学本科及以上。对于社会药房药师,可以注册后直接执业,但是对于医院药师,必须获得执业的执照并且有 1 到 2 年的临床实习,或参考英国的做法,提出具体的预注册培训要求,以提高注册药剂师的质量,为医疗机构培养合格的医师药师队伍,发挥药师在合理用药中的作用,为确保合理用药提供有效支持。

六、构建药物合理使用长效机制

构建一个长期的、稳定的、可持续运转的长效机制在当下转型期被频繁提及。"长效机制"由两部分组成:"长效"和"机制"。前者关心的是推动系统正常运行的"动力源",即个人实体为了自身利益积极推动和监督系统的运行。对于我国基本药物制度改革与推行而言,迫切需要建构起一套能长期保证制度正常运行并发挥预期功能的制度体系,依赖这一制度体系,基本药物制度能够随着时间、空间和条件的变化而不断丰富、发展和完善。在前文中,我们已经对这一长效机制的"机制"方面进行了系统而全面的探讨,因此这里将着重对"长效"方面展开讨论。

医务人员和患者作为基本药物制度参与主体,其行为模式是合理用药"长效"机制得以实现的决定性因素,促使其维持合理用药行为的动力源可以是影响医务人员价值取向与行为选择的激励与约束机制,也可以是从根本上影响用药安全意识的合理用药宣传教育,但是两者存在本质区别。激励约束机制虽然能在短期内取得效果,但需要长期依靠外在约束力和持续的成本投入。长期的、稳定的、可持续运转的长效机制需要认真审视医患医疗过程中产生的特定关系,通过建立信用共同体、诊疗共同体、平安共同体的路径来维护医患双方共同利益,从而形成同心力,在相同的方向上和意义上通过相互作用和支配达到共赢。

建立基本药物合理使用的长效机制可以从医务人员和社会公众两方面入手。一是加强医务人员合理用药培训教育,巩固基本药物临床应用指南的成果,全面开展基础处方培训。结合继续医学教育,加强基本药物临床实践指导方针和配方培训,推广基本药物合理使用理念。加强基层医务人员基本医疗知识培训,并将其应用于医务人员实践评估的重要内容。引导基层医务人员规范基本药物的使用,确保临床用药安全、合理、有效、廉价。另一方面,加强社会公众的合理用药意识培训,将基本药物宣传教育纳入国民教育体系,通过实施国民健康行动计划,普及合理用药和基本药物制度。同时,充分发挥各类大众媒体和新兴媒体的传播优势,宣传国家基本药物制度和合理用药的政策法规,深入推广基本药物合理用药理念,引导群众改变药物使用习惯,促进临床合理用药的选择。增强社区对基本药物的认识和信任,营造良好的社会氛围。

结　论

　　人民健康是国家人力资本的支柱,是经济发展的源泉、社会进步的动力,是国家形象和国家软实力的重要组成部分。健康作为一种权利促生了基本药物制度,以保障人民群众的基本用药所需。作为一项保障人民健康权益的政治制度,基本药物的推行成效关乎国家医疗卫生资源的公平分配,关乎世界五分之一人口的健康保障,关乎国家责任和大国形象。

　　自 2009 年国务院明确提出加快推进基本药物制度建设以来,制度的建设取得了长足进步。基本药物制度的覆盖面有了大幅提高,无论是在扩大受益群众上还是在延伸制度保障范围方面都取得了显著成效。基本药物系统的全面人们对健康需求层次的提高,推进使更多的人能够看得起病,更多的医疗需求得到满足。但随着人们对健康需求层次的提高,人民用药需求与日俱增,药品供应环境不断变化,药品供应与人民用药需求方面存在的矛盾仍然非常突出。当前阶段我国基本药物供应体制、药品价格保障机制以及用药方式方法等方面都存在不同程度的滞后性和不完善之处。特别是随着人口老龄化的加快及快速工业化和城市化带来的人们生活方式的急剧变化,人民健康面临更多不确定因素,社会各阶层用药需求也在急剧提升。面对用药需求的急剧提升,药品供给却未能同步跟进,多地出现了药品短缺现象,临床常用药、手术必需药品出现断供给人民健康造成巨大威胁。我国药品流通环节的复杂性和长期"以药养医"遗留的顽疾,使药品费用在医疗费用中占据很大比例,"看病难、看病贵"问题突出,成为很多患者就医的直观感受。不少患者不得不因沉重的药品费用负担而放弃继续治疗,饱受病痛折磨。同时,我国的临床诊疗中层出不穷的不合理用药现象,不仅延缓了病患消除的时间,更严重影响到社会公民的健康权利,而且还会消解医疗机构公共卫生服务的合法性和权威性并影响社会和谐稳定的整体局面。这些问题与每一个公民的健康权益息息相关。

基本药物制度作为解决人民用药需求问题的有效工具，是推进健康中国建设的有力手段。确保全民基本药物及时有效供应是实现医药卫生体制改革目标的重要抓手。制度的理念与本次医药卫生体制改革"保基本、强基层、建机制"的基本原则相契合，着眼于广大人民群众的基本药品需求，坚持以基层为重点，拓实基础，优化卫生健康资源的公平分配，建立和巩固基本医疗卫生保障体系，切实维护医疗卫生服务的公益性。基本药物制度目标的实现对于减轻我国慢病防控、重大疾病治疗等给人民带来的经济负担，保障人民健康，提升人民幸福感具有重要的现实作用。

从理论视角出发，基本药物制度以公平正义为原则，缓解资源分配的不公平等问题，促进城乡医疗卫生事业协调发展，这体现了党和政府执政的理念，凸显了社会主义国家的优越性。因此制度的设计要消除不同区域、不同社会阶层的差异，保障制度的"起点公平""规则公平"，缩小由于资源分配带来的人民健康素质的差异。基本药物制度覆盖面广，涉及的群体多。因此，制度建设时，需要协调基本药物制度下的不同角色，明确基本药物制度框架下各职能部门扮演的角色。

从中外的经验来看，建立基本药物制度既是历史走向，也是各国的共同选择，通过学习和借鉴境外国家和地区基本药物制度推行过程中的成熟经验是完善我国基本药物制度的可行之举。同时，在继续实施基本药物制度的过程中，国内许多省（区、市）也探索出了大量的成功经验。这些经验也有助于优化国家基本药物制度，解决药品供应问题。因此，本书总结了海外国家和地区以及我国基本药物制度的实施模式，为完善我国基本药物制度提供了实践依据。

在理论框架与现实经验的支撑下，本研究结合我国的实际国情，为实现基本药物制度目标提供了可借鉴的制度建议。为促进目标的实现，我国基本药物制度的创新和完善应侧重于以下三个方面：

一是优化基本药物供应机制，解决供应问题，增加基本药物可获得性。基本药物制度具有公共政策的强制性，为保障药品的安全、及时供应，国家应加强立法保障，通过法律保障基本药物的可持续供应，同时对基本药物的生产企业加大倾斜照顾，只有顾及利益相关者的利益，对其给予合理的补贴优惠，药品生产才能无后顾之忧。此外，建立全国联动的药品电子监管，完善对药品的全流程和各级医疗卫生机构的用药情况监管，支持监测指标各个方面的统计分析，利用电子信息技术，发挥大数据优势来进行订单处理的同时推进库存控制和结算等服务保障供应，为基本药物的及时供应提供支撑。

二是优化基本药物价格机制，帮助药价合理回归，增加基本药物可支付性。就基本药物制度而言，建立"用药有保"的药物供应保障体系是为了确保所有患者都能负担得起基本药物。居民药品负担不仅受药品出厂价格影响，同时与流通机制密切相关，又受医保报销的直接影响。若想提高患者的基本药物可负担性，探索一条从流通到医保报销再到药品使用的全流程管控机制是万全之策。首先，净化药品流通。其次，完善医疗保障体系与基本药物的对接机制，强化医疗保险的杠杆作用。合理制定药品支付标准，同时，探索基本药物的免费供应将优先保障特殊人群药物的负担能力。

三是优化基本药物使用，消除质量缺陷，促进基本药物合理使用。加强药品安全使用的指导和管理，明确各利益相关者的监督责任；实施仿制药品一致性评价，做好基本药物质量保证工作；合理调整基本药物目录结构，根据临床用药需求的差异制定药品基本分类，并进行分级管理；强化医务人员处方行为监督机制，明确医务人员在合理用药方面的地位和责任意识；加强药学教育和药师培训工作，构建基本药物合理使用长效机制，最终实现安全用药的理性回归。

完善我国基本药物制度、保障公民的健康权是建设"健康中国"的必然要求，是人民健康的客观需求，是中国作为责任大国的职责所在。我国基本药物制度发展至今，已经攻克了一个个难关，相比于制度建立初期，我们拥有了更多的卫生资源、更强的经济支持。近年来，政府高度重视人民健康问题，政府的执政理念和发展策略为我国推行基本药物制度提供了强大的政治保障。维护公民的健康权益，推进"健康中国"建设必然要坚持基本药物的支柱地位不动摇，充分发挥其制度优势，在顶层设计的宏观导向下循序渐进地发展，促进我国基本药物制度日趋完善，早日达成"健康中国"美好愿景。

参考文献

[1] 马克思,恩格斯.马克思恩格斯选集:第一卷[M].2版.中共中央马克思恩格斯列宁斯大林著作编译局,编译.北京:人民出版社,1995.

[2] 马克思,恩格斯.马克思恩格斯选集:第三卷[M].2版.中共中央马克思恩格斯列宁斯大林著作编译局,编译.北京:人民出版社,1995.

[3] 马克思,恩格斯.马克思恩格斯全集:第三十卷[M].2版.中共中央马克思恩格斯列宁斯大林著作编译局,编译.北京:人民出版社,1995.

[4] 毛泽东.毛泽东选集:第三卷[M].2版.北京:人民出版社,1991.

[5] 邓小平.邓小平文选:第二卷[M].2版.北京:人民出版社,1994.

[6] 约翰·罗尔斯.正义论[M].何怀宏,何包钢,廖申白,译.修订版.北京:中国社会科学出版社,2009.

[7] 杰克·唐纳利.普遍人权的理论与实践[M].王浦劬,等译.北京:中国社会科学出版社,2001.

[8] 罗伯特·A.达尔.论政治平等[M].谢岳,译.2版.上海:上海人民出版社,2014.

[9] 迈克尔·罗斯金,等.政治科学[M].林震,等译.北京:华夏出版社,2001.

[10] 孔飞力.中国现代国家的起源[M].陈兼,陈之宏,译.北京:生活·读书·新知三联书店,2013.

[11] 杰克·奈特.制度与社会冲突[M].周伟林,译.上海:上海人民出版社,2009.

[12] 道格拉斯·C.诺思.经济史中的结构与变迁[M].上海:上海人民出版社,1994.

[13] 罗伯特·A.达尔.论民主[M].李柏光,等译.北京:商务印书馆,1999.

[14] 科塞.社会冲突的功能[M].孙立平,等译.北京:华夏出版社,1989.

[15] 拉塞尔·哈丁. 群体冲突的逻辑[M]. 刘春荣, 汤艳文, 译. 上海: 上海人民出版社, 2013.

[16] 美浓部达吉. 公法与私法[M]. 黄冯明, 译. 北京: 中国政法大学出版社, 2003.

[17] 盐野宏. 行政法[M]. 杨建顺, 译. 北京: 法律出版社, 1999.

[18] 南博方. 日本行政法[M]. 杨建顺, 周作彩, 译. 北京: 中国人民大学出版社, 1988.

[19] 莱昂·狄骥. 公法的变迁: 法律与国家[M]. 郑戈, 冷静, 译. 沈阳: 春风文艺出版社, 1999.

[20] 莱昂·狄骥. 宪法学教程[M]. 王文利, 等译. 沈阳: 春风文艺出版社, 1999.

[21] 勒内·达维德. 当代主要法律体系[M]. 漆竹生, 译. 上海: 上海译文出版社, 1984.

[22] 阿马蒂亚·森. 以自由看待发展[M]. 任赜, 于真, 译. 北京: 中国人民大学出版社, 2002.

[23] 弗里德利希·冯·哈耶克. 自由秩序原理(上、下册)[M]. 邓正来, 译. 北京: 三联书店, 1997.

[24] 洛克. 政府论[M]. 叶启芳, 瞿菊农, 译. 北京: 商务印书馆, 1982.

[25] 以赛亚·伯林. 自由论: 《自由四论》扩充版[M]. 胡传胜, 译. 南京: 译林出版社, 2003.

[26] 约翰·斯图亚特·密尔. 论自由[M]. 于庆生, 译. 北京: 中国法制出版社, 2009.

[27] 亚里士多德. 政治学[M]. 吴寿彭, 译. 北京: 商务印书馆, 1965.

[28] 卫兴华, 张宇. 公平与效率的新选择[M]. 北京: 经济科学出版社, 2008.

[29] 朱贻庭. 伦理学大辞典[M]. 上海: 上海辞书出版社, 2002.

[30] 董建萍. 公正视域中的中国特色社会主义: 当代中国社会公正若干问题研究[M]. 上海: 学林出版社, 2010.

[31] 奥肯. 平等与效率: 重大的抉择[M]. 王奔洲, 叶南奇, 译. 北京: 华夏出版社, 1987.

[32] 陈瑞华. 程序正义理论[M]. 北京: 中国法制出版社, 2010.

[33] 高兆明. 制度公正论: 变革时期道德失范研究[M]. 上海: 上海文艺出版社, 2001.

[34] 唐代兴. 公正伦理与制度道德[M]. 北京: 人民出版社, 2003.

[35] 景天魁, 等. 社会公正理论与政策[M]. 北京: 社会科学文献出版社, 2004.

[36] 拉斯韦尔. 政治学: 谁得到什么? 何时和如何得到? [M]. 杨昌裕, 译. 北京: 商

务印书馆,1992.

[37] 陈振明. 公共管理学:转轨时期我国政府管理的理论与实践[M]. 北京:中国人民大学出版社,1999.

[38] 詹姆斯·M. 布坎南. 制度契约与自由:政治经济学家的视角[M]. 王金良,译. 北京:中国社会科学出版社,2013.

[39] 卢现祥. 西方新制度经济学[M]. 2版. 北京:中国发展出版社,2003.

[40] 胡鞍钢. 中国:新发展观[M]. 杭州:浙江人民出版社,2004.

[41] 樊纲. 渐进改革的政治经济学分析[M]. 上海:上海远东出版社,1996.

[42] 詹姆斯·M. 布坎南. 自由市场与国家[M]. 吴良健,等译. 北京:北京经济学院出版社,1988.

[43] 胡伟. 政府过程[M]. 杭州:浙江人民出版社,1998.

[44] 黄建洪. 公共理性视野中的当代中国政府能力研究[M]. 北京:中国社会科学出版社,2009.

[45] 戴维·菲尼. 制度安排的需求与供给[M]//科斯,阿尔钦,诺思. 财产权利与制度变迁. 刘守英,译. 上海:上海三联书店,1994.

[46] 霍绍周. 系统论[M]. 北京:科学技术文献出版社,1988.

[47] 金太军,等. 重大公共政策分析[M]. 广州:广东人民出版社,2014.

[48] 乔耀章. 政府理论[M]. 2版. 苏州:苏州大学出版社,2003.

[49] 马斯洛. 马斯洛的人本哲学[M]. 刘烨,编译. 呼伦贝尔:内蒙古文化出版社,2008.

[50] 葛延风,贡森,等. 中国医改:问题·根源·出路[M]. 北京:中国发展出版社,2007.

[51] 朱幼棣. 大国医改[M]. 北京:世界图书出版公司北京公司,2011.

[52] 梁万年. 卫生事业管理学[M]. 2版. 北京:人民卫生出版社,2007.

[53] 李玲. 健康强国:李玲话医改[M]. 北京:北京大学出版社,2010.

[54] 孙学玉,等. 当代中国民生问题研究[M]. 北京:人民出版社,2010.

[55] 周其仁. 病有所医当问谁:医改系列评论[M]. 北京:北京大学出版社,2008.

[56] 韩子荣. 中国城乡卫生服务公平性研究[M]. 北京:中国社会科学出版社,2009.

[57] 丁建定,柯卉兵,郭林,等. 中国社会保障制度体系完善研究[M]. 北京:人民出版社,2013.

[58] 黄麟雏,李继宗,邹珊刚. 系统思想与方法[M]. 西安:陕西人民出版社,1984.

[59] 刘民权,顾昕,王曲. 健康的价值与健康不平等[M]. 北京:中国人民大学出版

社,2010.

[60] 樊继达.统筹城乡发展中的基本公共服务均等化[M].北京:中国财政经济出版社,2008.

[61] 顾昕.走向全民医保:中国新医改的战略与战术[M].北京:中国劳动社会保障出版社,2008.

[62] 顾昕.全民医保的新探索[M].北京:社会科学文献出版社,2010.

[63] 王东进.回顾与前瞻:中国医疗保险制度改革[M].北京:中国社会科学出版社,2008.

[64] 宋晓梧.中国社会保障体制改革与发展报告[M].北京:中国人民大学出版社,2001.

[65] 任苒,黄志强,等.中国医疗保障制度发展框架与策略[M].北京:经济科学出版社,2009.

[66] 王广.正义之后:马克思恩格斯正义观研究[M].南京:江苏人民出版社,2010.

[67] 周桂田.风险社会典范转移:打造为公众负责的治理模式[M].台北:远流出版事业股份有限公司,2014.

[68] 李强.自由主义[M].北京:中国社会科学出版社,1998.

[69] 周雪光.组织社会学十讲[M].北京:社会科学文献出版社,2003.

[70] 李周.社会扶贫中的政府行为比较研究[M].北京:中国经济出版社,2001.

[71] 张新伟.市场化与反贫困路径选择[M].北京:中国社会科学出版社,2001.

[72] 张坤民,马中,等.可持续发展论[M].北京:中国环境科学出版社,1997.

[73] 曹利军.可持续发展评价理论与方法[M].北京:科学出版社,1999.

[74] 任映红,戴海东.中国共产党的社会公正观研究[M].北京:人民出版社,2009.

[75] 奥恩斯坦,埃尔德.利益集团、院外活动和政策制订[M].潘同文,译.北京:世界知识出版社,1981.

[76] 顾杰善.当代中国社会利益群体分析[M].哈尔滨:黑龙江教育出版社,1995.

[77] 李宏,李民,等.传媒政治[M].北京:中国传媒大学出版社,2006.

[78] 梁漱溟.中国文化要义[M].上海:上海人民出版社,2005.

[79] 浦兴祖,洪涛.西方政治学说史[M].上海:复旦大学出版社,1999.

[80] 许纪霖.当代中国的启蒙与反启蒙[M].北京:社会科学文献出版社,2011.

[81] 薛晓源,陈家刚.全球化与新制度主义[M].北京:社会科学文献出版社,2004.

[82] 甘绍平.人权伦理学[M].北京:中国发展出版社,2009.

[83] 杨雪冬,等.风险社会与秩序重建[M].北京:社会科学文献出版社,2006.

[84] 萧公权.中国政治思想史[M].沈阳:辽宁教育出版社,1998.

［85］薛晓源,陈家刚.全球化与新制度主义[M].北京:社会科学文献出版社,2004.

［86］杨雪冬,等.风险社会与秩序重建[M].北京:社会科学文献出版社,2006.

［87］张金马.公共政策分析:概念・过程・方法[M].北京:人民出版社,2004.

［88］周穗明,等.现代化:历史、理论与反思:兼论西方左翼的现代化批判[M].北京:中国广播电视出版社,2002.

［89］蔡昉,等.制度、趋同与人文发展:区域发展和西部开发战略思考[M].北京:中国人民大学出版社,2002.

［90］罗荣渠.现代化新论:世界与中国的现代化进程[M].增订版.北京:商务印书馆,2004.

［91］费孝通.费孝通文集:第四卷[M].北京:群言出版社,1999.

［92］周雪光.组织社会学十讲[M].北京:社会科学文献出版社,2003.

［93］张纯明.中国政治二千年[M].北京:当代中国出版社,2014.

［94］金观涛,刘青峰.兴盛与危机:论中国社会超稳定结构[M].北京:法律出版社,2010.

［95］曹卫东.曹卫东讲哈贝马斯[M].北京:北京大学出版社,2005.

［96］王绍光,樊鹏.中国式共识型决策:"开门"与"磨合"[M].北京:中国人民大学出版社,2013.

［97］周丽.廉价经典药生存路径的法律分析[J].经济与社会发展,2015,13(1):76-79.

［98］熊瑛.企业定价策略探析:以经济法为视角[J].企业导报,2010(7):73.

［99］张海涛.我国药价改革后低价药品价格变化趋势研究:基于湖北省 2013—2015 年的数据分析[J].价格理论与实践,2016(11):77-80.

［100］张海涛,葛建一.传统医德视角下构建和谐医患关系的路径探析[J].江苏中医药,2016,48(12):73-75.

［101］许黎珊.药品因何成毒品?:不合理用药成为第四号杀手[J].中国医药指南,2007(4):19-20.

［102］潘敏翔,吴久鸿,郭丽,等.国家基本药物制度实施现状及应用对策探讨[J].药品评价,2010,7(6):16-20.

［103］邵明立.保障公众用药安全,促进药品的可获得性:关于中国药物政策的有关问题[J].中国药事,2005,19(8):451-456.

［104］黄鑫森,刘继文,李静,等.国家基本药物制度在新疆的实践及效果评价[J].新疆医学,2013,43(12):107-112.

［105］李幼平,沈建通.基本药物目录遴选与使用的发展与创新[J].中国循证医学

杂志,2013,13(11):1273-1279.

[106] 王莉,周帮旻,宋佳佳,等.25国基本药物目录循证评价[J].中国循证医学杂志,2009,9(7):754-764.

[107] 朱价,席晓宇,褚淑贞.我国基本药物物流配送体系现状对基本药物可及性的影响探讨[J].中国执业药师,2012,9(1):45-48.

[108] 郭莹,甘露,邢花,等.浅析国外基本药物目录遴选的成功经验[J].中国药事,2013,27(4):353-355.

[109] 覃正碧,汪志宏,程刚,等.国家基本药物制度的现状及其完善对策探讨[J].中国药房,2008,19(14):1041-1044.

[110] 孟锐.国家基本药物政策实效弱化的后果分析与强化推行的对策探讨[J].中国药房,2006,17(8):564-567.

[111] 王莉,张川,袁强,等.我国和WHO基本药物目录2009年版比较分析[J].中国循证医学杂志,2009,9(11):1173-1184.

[112] 张伶俐,张川,梁毅,等.我国2009版基本药物目录(基层)与WHO 2010版儿童基本药物示范目录比较分析[J].中国循证医学杂志,2010,10(9):1027-1036.

[113] 王丽洁,徐文娟,陈文,等.国家基本药物目录与WHO示范目录的差异分析[J].中国卫生政策研究,2012,5(7):21-25.

[114] 常星,代涛,唐圣春.16个省级基本药物增补目录的分析研究[J].中国卫生经济,2011,30(10):53-56.

[115] 李幼平,沈建通.基本药物目录遴选与使用的发展与创新[J].中国循证医学杂志,2013,13(11):1273-1279.

[116] 宋健,吴群红,高力军,等.国家基本药物制度对基层医疗机构合理用药影响分析[J].中国医院管理,2015,35(3):75-77.

[117] 代涛,白冰,陈瑶.基本药物制度实施效果评价研究综述[J].中国卫生政策研究,2013,6(4):12-18.

[118] 曾宪玉,廉永杰.关于平均主义与社会公正的研究[J].西安电子科技大学学报(社会科学版),2004,14(1):43-47.

[119] 赵红,王小合,应心,等.基本医疗卫生服务均等化研究进展与路径选择[J].中国卫生政策研究,2011,4(11):29-36.

[120] 国家医保目录大调:超八成药品价格或下降[J].现代营销(经营版),2015(6):47.

[121] 李维安,李慧聪,郝臣.保险公司治理、偿付能力与利益相关者保护[J].中国

软科学,2012(8):35-44.

[122] 付俊文,赵红.利益相关者理论综述[J].首都经济贸易大学学报,2006,8(2):16-21.

[123] 国家发改委经济研究所课题组.深化中国药品流通体制改革的对策与建议[J].经济研究参考,2014(31):51-71.

[124] 曹欣,李梦华,安学娟,等.国家基本药物制度的适应性效率浅析[J].医药导报,2015,34(6):839-843.

[125] 彭婧,江启成.国家基本药物目录合理性分析[J].中国卫生事业管理,2011,28(1):38-39.

[126] 冯娟娟,贾金妍,张竞超.国家基本药物制度发展回顾及探讨:基于 2012 版《国家基本药物目录》[J].中国药房,2014,25(12):1057-1060.

[127] 张清逸.基于公共产品理论推进国家基本药物制度的机制研究[J].中国医药科学,2015,5(2):134-136.

[128] 杨皓斌,王乐三.我国基本药物制度的建立与实践[J].实用预防医学,2014,21(11):1405-1409.

[129] 瓦里德.孟加拉国基本药物政策对中国的启示[J].中国卫生资源,2010,13(2):98-100.

[130] 孙利华,王长之,孙晓燕.基本药物目录地方增补品种模式的利弊分析及对策研究[J].中国药房,2011,22(36):3361-3364.

[131] 王双彪.完善国家基本药物制度研究进展[J].药学服务与研究,2013,13(3):183-187.

[132] 李玉玲.基本药物政策解读[J].中国现代药物应用,2012,6(17):127-128.

[133] 李雷旻,曾韩.国家基本药物制度的发展与探讨[J].中国民族民间医药,2009,18(24):51.

[134] 陈海峰.卫生行政管理导论[J].中国社会医学,1989(4):6-9.

[135] 潘玉明,刘应祥,王继仿.根治医药购销领域腐败的良方:《关于建立国家基本药物制度的实施意见》的阅读与思考[J].江苏卫生事业管理,2010,21(6):42-44.

[136] 黄羽佳.国家基本药物制度在我国的建立与发展进程[J].中国药业,2007,16(24):11-12.

[137] 曹锡荣.实施国家基本药物制度的探索[J].群众,2010(8):54-55.

[138] 中华人民共和国药品管理法实施条例(全文)[J].中国新药与临床杂志,2003,22(2):122-127.

[139] 杨娟元,星一,饶超.北方三省 2013 年卫生监督与疾控机构中学校卫生人力资源现状[J].公共卫生与预防医学,2014,25(3):34-38.

[140] 中国人民大学宏观经济分析与预测课题组,刘元春,闫衍.2014—2015 年中国宏观经济分析与预测:步入"新常态"攻坚期的中国宏观经济[J].经济理论与经济管理,2015(3):5-33.

[141] 陶娌娜,滕玉双,张四喜,等.长春市国家基本药物短缺情况调查及干预措施探讨[J].中国药房,2016,27(24):3324-3328.

[142] 李川,李素华,杨悦.WHO 医疗机构合理用药评价方法研究[J].中国执业药师,2011,8(12):37-39.

[143] 姚威威.合理用药应向深层次发展[J].中国民族医药杂志,2009,15(12):51-52.

[144] 胡霞,黄文龙,李亚楠.对新医改中推行国家基本药物制度的建议[J].中国药业,2010,19(4):2-4.

[145] 高悦,蔡雯.29 省基本药物增补目录比对分析[J].中国实验方剂学杂志,2012,18(21):351-353.

[146] 黄鑫淼,刘继文,李静,等.国家基本药物制度在新疆的实践及效果评价[J].新疆医学,2013,43(12):107-112.

[147] 傅鸿鹏,娄兰翔,袁雪丹,等.国内外药品集中采购典型做法述评[J].卫生经济研究,2015(9):3-6.

[148] 吴海侠.论我国零售药店的市场营销策略[J].科技创业月刊,2008(5):50-51.

[149] 高红玉,周利生.美国药品福利管理模式的科学价值及其在我国的应用[J].价格理论与实践,2014(5):100-102.

[150] 金太军,张振波.论社会冲突与政治体制改革的非线性关系[J].政治学研究,2014(3):41-49.

[151] 颜毓洁,薛艳飞.中日制药企业核心竞争力比较研究[J].现代商业,2011(3):70-71.

[152] 王蕴.英国药品生产与流通体制现状、经验及启示[J].经济研究参考,2014(32):86-112.

[153] 王锦霞,朱丹.多元·高效·创新:美国药店考察见闻[J].中国药店,2001(5):48-51.

[154] 于培明,宋丽丽,岳淑梅.我国药品集中招标采购存在的制度缺陷[J].中国药物经济学,2010,5(4):51-56.

[155] 高芳英.美国医疗保健服务体系的形成、发展与改革[J].史学集刊,2010(6):
　　　 10-17.

[156] 刘丹,程静,张伶俐,等.WHO、印度、南非儿童基本药物目录与中国2012版
　　　 基本药物目录的比较研究[J].中国循证医学杂志,2015,15(4):393-402.

[157] 孙静.制定并落实目标全面的国家药物政策:印度经验与教训[J].中国卫生
　　　 政策研究,2009,2(6):36-38.

[158] 姚东宁,邵蓉.德国药品参考定价制度对我国的启示[J].价格理论与实践,
　　　 2014(9):58-60.

[159] 吴红雁,潘岚岚,陈磊.WHO/HAI标准调查法对部分国家与地区基本药物的
　　　 可获得性研究[J].中国药房,2015,26(9):1153-1156.

[160] 马伟杭,张俊华,晏波.美国管理型、整合型医疗卫生保健服务模式初探[J].
　　　 中国卫生人才,2012(1):78-80.

[161] 高芳英.美国医疗保健服务体系的形成、发展与改革[J].史学集刊,2010(6):
　　　 10-17.

[162] 张振波,金太军.政治安全问题的微观根源:基于制度与生活逻辑的分析[J].
　　　 北京行政学院学报,2016(3):45-49.

[163] 肖瑛,Zhao Y Y.从"国家与社会"到"制度与生活":中国社会变迁研究的视角
　　　 转换(英文)[J].中国社会科学(英文版),2015,36(4):76-90.

[164] 易小明.分配正义的两个基本原则[J].中国社会科学,2015(3):4-21.

[165] 向玉乔.社会制度实现分配正义的基本原则及价值维度[J].中国社会科学,
　　　 2013(3):106-124.

[166] 李颖.药品目录遴选的药品经济性评价模式研究:基于澳大利亚、英国、德国
　　　 和法国的比较[J].中共中央党校学报,2009,13(5):52-56.

[167] 孙利华,孙倩,刘江秋.国外基本药物遴选的成功经验及其对我国的启示[J].
　　　 中国药房,2010,21(48):4513-4516.

[168] 何达,陈盛新,储藏.WHO基本药物示范目录遴选方法对我国的启示[J].药
　　　 学实践杂志,2010,28(1):57-59.

[169] 赵绯丽,吴晶,吴久鸿.澳大利亚药物福利计划可持续措施:基于2015年新一
　　　 轮改革方案[J].中国医疗保险,2016(4):67-70.

[170] 王莉,周帮旻,宋佳佳,等.25国基本药物目录循证评价[J].中国循证医学杂
　　　 志,2009,9(7):754-764.

[171] 南京辉,张亮,吴利雅.国外执业药师法制管理比较研究[J].中国药师,2004,
　　　 7(11):896-898.

［172］宁博,马立新,耿林,等.对山东省基本药物制度及配套制度实施过程中政府投入政策的思考［J］.中国卫生经济,2011,30(5):5-7.

［173］陈肇兴,孙利华.我国现代化医药物流发展的问题及对策［J］.中国医药工业杂志,2010,41(5):388-391.

［174］陈永法,辛颖.我国基本药物配送对药品供应保障安全的影响［J］.上海医药,2014,35(15):66-68.

［175］饶君凤.3种基本药物配送方式比较［J］.中国药房,2010,21(8):703-705.

［176］彭颖,何江江,王力男,等.国家基本药物免费供应国内经验及启示［J］.中国卫生经济,2015,34(5):14-16.

［177］李玲.新医改的进展评述［J］.中国卫生经济,2012,31(1):5-9.

［178］沈怡雯,张海涛,孟玲,等.江苏省基本药物增补目录变化趋势研究［J］.中国药房,2016,27(36):5041-5044.

［179］吴春容.全科医学与医务人员的素质教育［J］.中华全科医师杂志,2004,3(6):376-377.

［180］黑蕴红.医务人员职业素质培养的思考［J］.中国病案,2015,16(12):48-50.

［181］雷党党,杨华,井明霞.基于全球疾病负担视角下慢性非传染性疾病范围界定［J］.中国卫生经济,2014,33(7):21-23.

［182］孔灵芝.关于当前我国慢性病防治工作的思考［J］.中国卫生政策研究,2012,5(1):2-5.

［183］汉斯·霍格塞,唐镜波.作为人权的基本药物的可获得性［J］.中国药师,2005(2):91-93。

［184］强以华.充分的分配正义何以实现［J］.伦理学研究,2016(4):90-94.

［185］郁乐.环境正义的分配、矫正与承认及其内在逻辑［J］.吉首大学学报(社会科学版),2017(2):43-49.

［186］史瑞杰.从古代分配正义到现代分配正义:西方分配正义思想的演进理路及其启示［J］.新视野,2016(3):5-12.

［187］张晒.国家自主性与再分配能力:转型中国分配正义的一个解释框架［J］.华中科技大学学报(社会科学版),2014,28(2):115-119.

［188］彭飞荣,王全兴.分配正义中的政府责任:以风险与法为视角［J］.社会科学,2011(1):103-110.

［189］孙尚诚.慈善伦理与分配正义的分殊:兼析弗莱施哈克尔《分配正义简史》应获的关注［J］.理论界,2016(12):29-35.

［190］姚大志.分配正义的原则:平等、需要和应得:以沃尔策为例［J］.社会科学研

究,2014(2):115-120.

[191] 王黎明.分配正义的困境与对策[J].党政论坛,2016(3):26-29.

[192] 向玉乔.社会制度实现分配正义的基本原则及价值维度[J].中国社会科学,2013(3):106-124.

[193] 董法尧,李如跃,杨权,等.分配正义视阈(域)下政府与市场关系探讨[J].经济问题,2016(3):41-45.

[194] 王立,王峥,王永梅.公共政策过程中的利益考量:基于利益相关者理论的分析[J].管理学刊,2012,25(4):80-84.

[195] 蒋京议.社会转型期制度变迁特征分析:以国家政治系统顶层设计思路为视角[J].社会科学战线,2014(3):169-173.

[196] 路云,张闪闪,李世勇.江苏省基本药物制度实施效果评价与思考[J].卫生经济研究,2017(10):45-48.

[197] 马洁,张海涛,陶宜富,等.抗菌药物专项整治以来南京市二、三级医疗机构抗菌药物使用分析[J].药学与临床研究,2017,25(1):83-86.

[198] 王洪涛,唐玉清,刘云云,等.我国基本药物制度政策效果评价:基于山东、湖北、四川三省的监测数据[J].中国卫生政策研究,2012,5(4):30-34.

[199] 张晓磊.完善国家基本药物制度促进合理用药工作[D].哈尔滨:黑龙江中医药大学,2010.

[200] 贺买宏.我国卫生服务公平性研究[D].重庆:第三军医大学,2013.

[201] 杨佳泓.基于医联平台用药安全警示系统的评估研究[D].上海:复旦大学,2011.

[202] 杨璐鹭.新疆农村基层医疗卫生机构实施国家基本药物制度的现状分析研究[D].乌鲁木齐:新疆医科大学,2010.

[203] 叶露.国家基本药物政策研究[D].上海:复旦大学,2008.

[204] 王云丽.药品安全监管的相关法律问题研究[D].上海:华东政法学院,2007.

[205] 罗庆.公安县村卫生室基本药物使用情况和合理用药研究[D].武汉:华中科技大学,2013.

[206] 唐露露.基层医药卫生体制综合改革形势下皖北某县乡镇卫生院运营实证研究[D].合肥:安徽医科大学,2013.

[207] 胡绪根.河南省基本药物配送模式研究及思考[D].郑州:郑州大学,2014.

[208] 曹艳民.基本药物政策实施现状及成效比较研究[D].济南:山东大学,2014.

[209] 陈永聪.上海市某区社区卫生服务中心合理用药监测指标体系的研究[D].上海:复旦大学,2011.

[210] 林莉. 福建省基层医疗卫生机构基本药物制度实施效果评价：以福州、厦门为例[D]. 福州：福建医科大学，2012.

[211] 李倩. 巴利的公道正义观研究[D]. 长沙：湖南师范大学，2013.

[212] 彭曼丽. 马克思生态思想发展轨迹研究[D]. 长沙：湖南大学，2014.

[213] 种波. 国家基本药物制度供给与实践研究：以苏州为例[D]. 苏州：苏州大学，2013.

[214] 王高玲. 基于主要利益相关者视角的国家基本药物制度运行机制的研究[D]. 南京：南京中医药大学，2013.

[215] 孙莹. 国家基本药物制度对社区卫生服务机构运营状况和合理用药影响的研究[D]. 南京：南京中医药大学，2014.

[216] 李学芹. 政府办基层医疗卫生机构优先使用基本药物相关鼓励政策研究[D]. 济南：山东大学，2013.

[217] 肖海翔. 政府卫生支出效率及其改进研究[D]. 长沙：湖南大学，2012.

[218] 应霄鹏. 医药企业并购整合风险管理研究：以复星医药为例[D]. 杭州：浙江工商大学，2014.

[219] 李永斌. 社区卫生服务机构基本药物制度实施现状与成效研究[D]. 武汉：华中科技大学，2011.

[220] 杨显辉. 我国基本药物制度评估指标体系研究[D]. 郑州：河南大学，2012.

[221] 邵莉. 中外医药物流商业模式的比较与创新研究[D]. 大连：大连海事大学，2007.

[222] 王晓龙. 加拿大医疗保障制度研究[D]. 武汉：武汉科技大学，2008.

[223] 张奎力. 国外医疗卫生及其框架内的农村医疗卫生制度研究[D]. 武汉：华中师范大学，2008.

[224] 蒋露. 澳大利亚医疗保障制度解析[D]. 武汉：武汉科技大学，2009.

[225] 王旭. 当前我国执业药师管理问题与对策研究[D]. 秦皇岛：燕山大学，2014.

[226] 孟凡莉. 我国药学技术人员继续教育的理论与实证研究[D]. 沈阳：沈阳药科大学，2009.

[227] 潘攀. 江苏省基本药物制度实施效果与影响因素研究：基于药品生产企业的实证分析[D]. 南京：南京中医药大学，2014.

[228] 耿林. 山东省实施基本药物制度的策略研究[D]. 济南：山东大学，2012.

[229] 隋丹. 社区卫生服务机构基本药物政策与合理用药研究[D]. 武汉：华中科技大学，2009.

[230] 宁博. 基本药物流通政策的理论、实践与效应研究[D]. 济南：山东大学，2014.

[231] 刘影. 福建：公共卫生与麻风病防治(1912—2010)[D]. 福州：福建师范大学,2012.

[232] 郭幼红. 卫生职业学校化学教育的实践与研究[D]. 福州：福建师范大学,2003.

[233] 肖海翔. 政府卫生支出效率及其改进研究[D]. 长沙：湖南大学,2012.

[234] 央视财经. 常用廉价药不再常见,背后隐藏怎样的利益平衡？[EB/OL]. (2016-05-06)[2016-12-10]. http://mt. sohu. com/20160506/n448014949. shtml.

[235] 史立臣. 药价虚高约30%,挤出水分提高医务劳务技术价值[EB/OL]. (2017-01-13)[2017-01-20]. http://xueqiu. com/1234340046/80141013.

[236] 包雨朦. 官员称目前药价虚高约30%层层分销带来层层加价[EB/OL]. (2017-01-10)[2017-05-16]. http://finance. sina. com. cn/chanjing/cyxw/2017-01-10/doc-ifxzkfuk3269760. shtml.

[237] 沈媛巧. 2016中央医疗卫生支出预算发布较2015年增长47.2%[EB/OL]. (2016-03-31)[2016-05-16]. http://www. cn-healthcare. com/article/20160331/content-482283. html.

[238] Bossert T J. Can they get along without us? Sustainability of donor-supported health projects in Central America and Africa[J]. Social Science & Medicine, 1990,30(9):1015-1023.

[239] Gerald M C. National drug policy and rational drug use:a model curriculum for developing countries[J]. Journal of Clinical Epidemiology,1991,45,(S2): 95-99.

[240] Samuelson P A. The pure theory of public expenditure[J]. The Review of Economics and Statistics,1954,36(4):387-389.

[241] Gordis L. Ethical and professional issues in the changing practice of epidemiology[J]. Journal of Clinical Epidemiology,1991,44(12):9-13.

[242] Melo D O D,Ribeiro E,Storpirtis S. A importância e a história dos estudos de utilização de medicamentos The importance and the history of studies on medicine use[J]. Revista Brasileira de ciêiencias Farmacênticas,2006,42(4): 475-485.

[243] Rangachari P K. Exploring the context of drug use:a problem-based learning course in pharmacoepidemiology for undergraduate science students [J]. Naunyn-Schmiedeberg's Archives of Pharmacology,2004,369(2):184-191.

［244］Balbaid O M，Al-Dawood K． Assessment of prescribing practices at the primary health care centers in Jeddah［J］．Annals of Saudi Medicine，1996，16(3)：346-348．

［245］Laing R． Essential drugs programmes in Africa［J］．Africa Health，1991，14(1)：32-33．

［246］Oppamayun Y，Suwannakaesawong W，Kaewpaneukransri W，et al． Safety monitoring of Thai herbal national essential drug lists［J］．Planta Medica，2007，73(9)：608．

［247］Yang L，Cui Y，Guo S F，et al． Evaluation，in three provinces，of the introduction and impact of China's National Essential Medicines Scheme［J］．Bulletin of the World Health Organization，2013，91(3)：184-194．

［248］Skocpol T，Keenan P S． Cross pressures：the contemporary politics of health reform［M］//Mechanic D，Rogut L，et al． Policy challenges in modern health care．New Jersey：Rutgers University Press，2005．

［249］Simonsen L，Kane A，Lloyd J，et al． Unsafe injections in the developing world and trans- mission of bloodborne pathogens：a review［J］．Bulletin of the World Health Organization，1999，77(10)：789-800．

［250］Freeman R E． Strategic management：a stakeholder approach［M］．Boston：Pitman，1984．

［251］World Health Organization． Essential medicines and human right：what can they learn from each other［R］，2007．

［252］Management Sciences for Health． Managing drug supply［M］．2nd ed．West Hartford，Connecticut：Kumarian Press，1997．

［253］World Bank． Helping countries combat corruption：the role of the world bank［R］．Washington，DC：World Bank，1997．

［254］Danish Ministry of Health and Prevention． Analysis of hospital pharmaceuticals country report［R］．Copenhagen：Danish Ministry of Health and Prevention，2009．

［255］Zhang X，Wu Q H，Liu G X，et al． The effect of the National Essential Medicines Policy on health expenditures and service delivery in Chinese township health centres：evidence from a longitudinal study［J］．BMJ Open，2014，4(12)：e006471．

［256］Yang L P，Liu C J，Ferrier J A，et al． Organizational barriers associated with the implementation of national essential medicines policy: a cross-sectional study of township hospitals in China[J]. Social Science & Medicine, 2015, 145:201-208.

[257] Yin S, Song Y, Bian Y. Does the essential medicines policy succeed in China? Empirical study on rational medicine use in primary health care institutions [J]. Therapeutic Innovation & Regulatory Science, 2014, 48(6):689-695.

[258] Legge D, Gleeson D, Lofgren H, et al. Australia's position on medicines policy in international forums: intellectual property protection and public health[J]. Journal of Australian Political Economy, 2014, 73(3):103-131.

[259] European Observatory on Health Care Systems. Health care systems in transition: Germany[R]. European Observatory on Health Care Systems, 2000.

[260] Chaudhury R R, Parameswar R, Gupta U, et al. Quality medicines for the poor: Experience of the Delhi programme on rational use of drugs[J]. Health Policy and Planning, 2005, 20(2):124-136.

[261] Petrak K. Essential properties of drug-targeting delivery systems[J]. Drug Discovery Today, 2005, 10(23/24):1667-1673.

[262] Shi L Y, Singh D A. Delivering health care in America: a systems approach [M]. 3rd ed. Boston: Jones and Bartlett, 2004.

[263] Carballo M, Serdarevic D, Zulic I. Development of an essential drugs list for Bosnia and Herzegovina[J]. Journal of the Royal Society of Medicine, 1997, 90(6):331-333.

[264] Roemer M I. National health systems of the world[M]. New York: Oxford University Press, 1991.

[265] Orrego C, Osorio C, Mardones R. Technological innovation in public sector reform: Chile's public procurement e-system [R]. Washington, DC: World Bank Institute, 2001.

[266] South Africa Department of Health. National drug policy for South Africa [R]. Pretoria: South Africa Department of Health, 2001.

[267] WHO. How to investigate drug use in health facilities[R], 2010.

[268] WHO. Annual report 2002: Essential drugs and medicines policy[R], 2002.

[269] Williamson O E. Markets and hierarchies: analysis and antitrust implications [M]. New York: Free Press, 1975.

[270] Bennett F J. The dilemma of essential drugs in primary health care[J]. Social

Science & Medicine,1989,28(10):1085-1090.

[271] Appleton C C, Kvalsvig J D. A school-based helminth control programme successfully implemented in KwaZulu-Natal[J]. Southern African Journal of Epidemiology and Infection,2006,21(2):55-67.

[272] Björkhem-Bergman L, Andersén-Karlsson E, Laing R, et al. Interface management of pharmacotherapy. Joint hospital and primary care drug recommen-dations. [J]. European Journal of Clinical Pharmacology, 2013, 69(1):73-78.

[273] Kristensen J K. The prevalence of symptomatic sexually transmitted diseases and human immunodeficiency virus infection in outpatients in Lilongwe, Malawi[J]. Genitourinary Medicine,1990,66(4):244-246.

[274] Parry C, Myers B. Beyond the rhetoric: towards a more effective and humane drug policy framework in South Africa[J]. South African Medical Journal, 2011,101(10):704,706.

[275] Tchamdja E, Kulo A E, Akoda K, et al. Drug quality analysis through high performance liquid chromatography of isometamidium chloride hydrochloride and diminazene diaceturate purchased from official and unofficial sources in Northern Togo[J]. Preventive Veterinary Medicine,2016,126:151-158.

[276] Ottino G, Lebel D, Bussières J F, et al. Managing drug supply disruptions: perspectives in France, the United States and Canada[J]. The Canadian Journal of Hospital Pharmacy,2012,65(1):37-42.

[277] von Philipsborn P, Napierala H, Nohl-Deryk P, et al. Effects of Germany's new pharmaceutical pricing policy on access to medicines in European middle income countries[J]. European Journal of Public Health,2014,24(suppl 2): 166-121.

[278] Hu Q, Schwarz L B, Uhan N A. The impact of group purchasing organizations on healthcare-product supply chains[J]. Manufacturing & Service Operations Management,2012,14(1):7-23.

[279] Woodward C. Prices gone wild: grey market 'scalpers' scoring windfall in American drug market [J]. Canadian Medical Association Journal, 2012, 184(2):E119-E120.

[280] Leopold C, Zhang F, Mantel-Teeuwisse A K, et al. Impact of pharmaceutical policy interventions on utilization of antipsychotic medicines in Finland and

Portugal in times of economic recession: interrupted time series analyses[J]. International Journal for Equity in Health,2014,13(1):1-9.

[281] Jung Y, Kwon S. The effects of intellectual property rights on access to medicines and catastrophic expenditure[J]. International Journal of Health Services,2015,45(3):507-529.

[282] Gemal A, Keravec J, Menezes A, et al. Can Brazil play a more important role in global tuberculosis drug production? An assessment of current capacity and challenges[J]. BMC Public Health,2013,13(1):279.

[283] Zhao Y, Wang C, Chow A H, et al. Self-nanoemulsifying drug delivery system (SNEDDS) for oral delivery of Zedoary essential oil: formulation and bioavailability studies[J]. International Journal of Pharmaceutics, 2010, 383 (1/2):170-177.

[284] Yan K K, Yang S M, Fang Y, et al. KAP survey of the cognition of 377 primary doctors on national essential drug system[J]. China Pharmacy,2010, 21(44):4209-4212.

[285] Jin Y Y. Understanding and experience of the hot spot and difficulty for the implementation of national essential drug system[J]. China Pharmacy,2011, 22(4):293-296.

[286] Samojlik I, Mijatović V, Petković S, et al. The influence of essential oil of aniseed(Pimpinella anisum, L.)on drug effects on the central nervous system [J]. Fitoterapia,2012,83(8):1466-1473.

[287] Song Y, Bian Y, Petzold M, et al. The impact of China's national essential medicine system on improving rational drug use in primary health care facilities: an empirical study in four provinces[J]. BMC Health Services Research,2014,14(1):1-7.

[288] Song Y, Bian Y, Petzold M, et al. Effects of the National Essential Medicine System in reducing drug prices: an empirical study in four Chinese provinces [J]. Journal of Pharmaceutical Policy & Practice,2014,7(1):1-8.

[289] Guan X D, Liang H G, Xue Y J, et al. An analysis of China's national essential medicines policy[J]. Journal of Public Health Policy,2011,32(3):305-319.

[290] Faunce T A, Doran E, Henry D, et al. Assessing the impact of the Australia-United States free trade agreement on Australian and global medicines policy [J]. SSRN. Electronic Journal,2005,1:15.

[291] Kennedy S. Analysis on essential medicines policy with new institutional economics[J]. Chinese Journal of Health Policy,2010,9(5):2402-2411.

[292] Roughead E E, Monteith G R, Harvey K J, et al. Evaluating Australia's National Medicines Policy using geographical mapping[J]. Internal Medicine Journal,2002,32(3):66-71.

[293] Babar Z U D,Francis S. Identifying priority medicines policy issues for New Zealand:a general inductive study[J]. BMJ Open,2014,4(5):e004415.

[294] Löfgren H. Reshaping Australian drug policy: the dilemmas of generic medicines policy[J]. Australia and New Zealand Health Policy,2007,4(1):1-4.

[295] Roughead E, Lhazeen K, Socialine E, et al. Monitoring medicines use to support national medicines policy development and implementation in the Asia Pacific region[J]. WHO South-East Asia Journal of Public Health,2013,2(2):113-117.

[296] Webb D J. An agenda for UK clinical pharmacology:UK medicines policy:the role of clinical pharmacologists[J]. British Journal of Clinical Pharmacology,2012,73(6):948-952.

图目录

表目录